ALLES WIE IMMER, NICHTS WIE SONST

ALLES WIE IMMER, NICHTS WIE SONST

JULIA HUBINGER

Mein fast normales Leben
mit multipler Sklerose

Eden
BOOKS

Für F., H., C. & M.
Ich liebe Euch Sternzahl hoch Sternzahl viel.

»DU HAST MULTIPLE SKLEROSE? DAS SIEHT MAN DIR ABER GAR NICHT AN.«

Diesen Satz habe ich schon oft gehört – und nahezu alle MS-Patienten, die ich kenne, ebenfalls. Es stimmt: Man sieht mir die MS nicht an. Noch nicht. Vielleicht auch nie. Es gibt viele Menschen, die von der Erkrankung stärker gezeichnet sind als ich, aber es gibt genauso viele, denen es besser geht als mir. Trotzdem ist die MS da. Und sie wird, Stand heute, auch nie wieder verschwinden, denn leider gibt es noch keine Medikamente, die diese Krankheit heilen.

Kurz nach der Diagnose drohte ich, in ein Loch zu fallen. Die MS machte mir große Angst. Ich hatte den Rollstuhl, Inkontinenz und alles, was da so kommen kann, vor Augen. Heute weiß ich, dass diese Einschränkungen nicht zwangsläufig auftreten müssen. Und ich habe erkannt: Wenn ich meine Zeit damit verbringe, darüber nachzudenken, welche Einschränkungen ich vielleicht irgendwann einmal haben werde, verliere ich wertvolle Stunden an die MS. Zu dieser Erkenntnis bin ich zugegebenermaßen nicht ganz alleine gekommen. Jeden Tag unterstützt mich mein Mann aufs Neue darin, zuversichtlich zu bleiben. Daneben lenken meine Kinder meinen Blick immer wieder weg von der Krankheit auf wichtigere Sachen wie Blumen, Bonbons und Brei. Und dafür bin ich unendlich dankbar.

Ich habe in den vergangenen Jahren, seit Erhalt der Diagnose, erlebt, wie wichtig und hilfreich die Unterstützung von Angehörigen ist, aber auch, wie verunsichernd und verletzend manch unbedachte Äußerung sein kann. Davon, und wie ich gelernt habe, mit der MS zu leben, möchte ich im Folgenden erzählen.

KAPITEL 1

»Hatten Sie schon einmal so ein Kribbeln und Taubheitsgefühl?«

Ich versinke in Gedanken. Hatte ich so etwas schon einmal? Was habe ich denn eigentlich gerade? Meine komplette rechte Körperhälfte ist taub und fühlt sich an wie in Watte gepackt. Von außen spüre ich alles, zum Beispiel, wenn mir jemand über die Hand oder den Arm streicht. Aber von innen fühlt es sich anders an. Anders als auf meiner linken Seite. Komisch ist das, und ich kann es kaum erklären. Oder bilde ich mir das nur ein? Ich bin verwirrt. Dazu kribbelt es an einigen Stellen meiner rechten Seite, mal stärker, mal schwächer. Angefangen hat es im rechten Daumen, und dann hat es sich ganz langsam ausgebreitet, von der Hand über das Handgelenk in den rechten Arm, hinauf in die Brust und so weiter bis zum Fuß.

»Das muss auch gar nicht an denselben Stellen gewesen sein. Hatten Sie schon einmal so unspezifische Gefühlsstörungen? Oder etwas anderes, mit dem Sie dann vielleicht beim Hausarzt oder Neurologen waren?«, fragt mich die Ärztin. Sie ist jung, vielleicht sogar jünger als ich. Sie erinnert mich an eine Freundin und ist mir sympathisch. Kurz vor dem Termin mit mir war sie noch schnell eine Zigarette rauchen, das kann ich riechen. Ich sitze mit ihr zusammen, um die MRT-Bilder von meinem Kopf zu besprechen.

»Ja, da war schon mal was«. Ich erinnere ich mich an eine leichte Gesichtslähmung, die mir mal zu schaffen gemacht hatte. »Vor sechs Jahren hatte ich schon mal ein Kribbeln am Trigeminusnerv. Das blieb etwa drei Wochen, dazu habe ich mich sehr schlapp gefühlt, und ich hatte eine Erkältung. Ich war in meinem ersten Praktikum in Hamburg, eine stressige Zeit. Der Neurologe meinte damals, wenn es wieder wegginge, bräuchte ich mir keine Sorgen zu machen. Er erwähnte mal im Nebensatz, dass ich natürlich auch darauf bestehen könne, mich intensiver checken zu lassen. Aber das sei seines Erachtens nach nicht nötig. Nach circa drei Wochen war alles wieder weg, und ich habe mir keine weiteren Gedanken gemacht. Meine Hausärztin meinte etwa einen Monat später, man könne im Blutbild sehen, dass da was nicht stimme. Aber wenn ich schon beim Neurologen gewesen sei, bräuchte ich mir keine Gedanken zu machen.«

Die junge Ärztin schaut mich jetzt mit einem Stirnrunzeln an. Ein Stirnrunzeln von Ärzten ist nie gut, denn das bedeutet, dass irgendetwas für sie keinen Sinn ergibt. Und ist das der Fall, hat das etwas mit einer Krankheit zu tun. Das habe ich in den letzten Tagen gelernt, denn ich habe mich auf Anraten befreundeter Ärztinnen selbst in die Uniklinik Frankfurt eingewiesen, um endlich herausfinden zu lassen, was es mit meinem Kribbeln auf sich hat. Vorher habe ich bereits mehrere Wochen auf einen Termin beim Orthopäden gewartet. Und ohne beim Orthopäden gewesen zu sein, habe ich keinen Termin bei einem Neurologen bekommen, um mich dort checken zu lassen. Aber ich habe gemerkt, dass irgendetwas nicht mit mir stimmt. Um nicht länger im deutschen Kassensystem mit seinen Überweisungen und Wartezeiten gefangen zu sein, packte ich also eine Reisetasche und wurde in der Uniklinik vorstellig, die mich aufgrund meiner Symptomatik direkt zur Abklärung dabehielt.

Jetzt bin ich Patientin der neurologischen Station. Denn irgendetwas ist mit meinen Nerven nicht in Ordnung. Eigentlich wollte ich mir mit meiner Einweisung nur die Bestätigung abholen, dass das Kribbeln und die Taubheit meiner rechten Körperhälfte »nichts Schlimmes« sind. Aber so langsam beginne ich, mir Sorgen zu machen. Die Ärzte runzeln zu oft ihre Stirn, und die Blutwerte sprechen eine deutliche Sprache. Auch die Lumbalpunktion, bei der Gehirnflüssigkeit aus dem Rückenmark entnommen wird, zeigt an, dass da »etwas« ist. Alles weise auf eine Autoimmunerkrankung hin, sagen die Ärzte, mit denen ich bisher gesprochen habe. Was das bedeutet, hat mir jedoch noch niemand erklärt.

Die junge Ärztin fragt mich weiter: »Gab es sonst noch ein Ereignis?«

Ich fange also erneut an, in meiner Erinnerung zu kramen. Bingo! Da war noch etwas.

»Vor zwei Jahren hatte ich ein Kribbeln in den Beinen. Das ging so wellenförmig durch die Beine. Immer mal wieder. Ungefähr wieder drei Wochen lang.«

»Waren Sie damit bei einem Neurologen?«

Ja, das war ich. Das war zu einer Zeit, in der ich viel Stress hatte. Mein Mann Paul und ich hatten gerade geheiratet, führten aber eine Wochenendehe. Er hatte einen Job als Vertriebsmitarbeiter in Stuttgart, ich eine mies bezahlte Stelle als PR-Beraterin in einer Agentur in Frankfurt mit noch mieseren Arbeitszeiten. Das war 2008, die Finanzkrise ließ viele der Agenturkunden aus dem Bankenbereich wegfallen, und der Druck auf uns Mitarbeiter stieg. Die ersten Kollegen wurden infolge der Krise entlassen, und auch ich als zuletzt eingestellte Mitarbeiterin zitterte um meinen miesen Job. Plötzlich war da wieder dieses Kribbeln. Diesmal in den Beinen. Der Hausarzt überwies mich an einen Neurologen. Und es kam dasselbe heraus wie vier Jahre zuvor: »Ruhen Sie sich aus, wenn das Kribbeln dann verschwindet, wird es nichts sein.«

Und nach insgesamt drei Wochen ging das Kribbeln weg, und ich vergaß die Angelegenheit. Bis heute.

Das erzähle ich der jungen Ärztin, und sie beginnt zu erklären: »Das passt zu den MRT-Bildern von Ihrem Kopf. Man sieht dort akute Läsionen, die sehr wahrscheinlich die Taubheit und das Kribbeln Ihrer rechten Körperhälfte verursachen. Und man kann auf den Bildern auch alte, vernarbte Läsionen sehen, die vermutlich die zwei Ereignisse der vergangenen sechs Jahre verursacht haben.«

BÄM! Läsionen? Bitte was? Irgendwie entwickelt sich das alles nicht in die Richtung, von der ich ausgegangen war. Läsionen? Was sind bitte schön Läsionen? Ist das Krebs? Aber nach dem ersten MRT hatte der Arzt doch gesagt, es sei kein Hirntumor! Von was redet die Frau dann jetzt?

Mein Mann Paul ist bei mir und streichelt meine Hand.

»Ich habe keinen blassen Schimmer, wovon Sie sprechen«, antworte ich der Ärztin. Sie lächelt mich an (was sie mir übrigens noch sympathischer macht, denn alle anderen Ärzte schauen mich eher betroffen an, und das macht mir noch mehr Angst) und erklärt: »Läsionen sind Entzündungen an den Nervenenden. Sie verhindern die ungestörte Reizübertragung von Nerv zu Nerv, und dadurch kann es zu Beeinträchtigungen, wie dem Kribbeln und der Taubheit in Ihrem Fall, kommen. Bei Ihnen sieht man akute Läsionen, aber auch ältere.«

»Und woher kommen diese Läsionen?«, frage ich.

»Das wissen wir noch nicht. Meist ist es autoimmun, und wir wissen nicht, woher es kommt. Bei manchen Patienten tritt das öfter auf, manchmal ist es nur einmalig.«

Sie schaut auf die Uhr und muss schon zum nächsten Termin eilen. Zum Glück hat mein Mann ein wenig medizinisches Vorwissen, da er eine Ausbildung zum Krankenpfleger gemacht hat. Darüber hinaus gibt es einige Ärzte in seiner Familie. Schließlich verstehe ich: Bei einer Autoimmunerkrankung greift sich das Immunsystem selbst an.

Panik macht sich in mir breit. Ich habe Angst! Diese Angst wird immer größer und nimmt plötzlich sehr viel Raum ein. Und ich habe hier auf der neurologischen Station der Uniklinik sehr viel Zeit, mich mit dieser Angst zu beschäftigen, denn ich habe ja nur meine Untersuchungstermine und dazwischen viel Leerlauf. In dieser Zeit beobachte ich andere Patienten der neurologischen Station oder befrage gegen den Rat der Ärzte Dr. Google. Diese Kombination verringert meine Angst nicht gerade. Zum einen sind die anderen Patienten zum Großteil sehr viel älter als ich und schleichen in Minischritten über die Flure. Wenn sie mich überhaupt registrieren, schauen sie mich – genau wie die Ärzte – betroffen und traurig an. »So jung und schon hier«, steht ihnen auf die Stirn geschrieben. Zum anderen kommen bei Dr. Google angsteinflößende Diagnosen heraus, sobald man »Körperhälfte taub« und »Autoimmunkrankheit« dort eingibt. Die Ergebnisse gehen von »Hirntumor«, »Rheuma«, »Schlaganfall« über »HIV« bis zu »ALS« (Amyotrophe Lateralsklerose – die Krankheit, die durch die »Ice Bucket Challenge« im Sommer 2014 weltweit Aufmerksamkeit erfuhr und unter der auch der berühmte Physiker Stephen Hawking leidet). Ein Schlaganfall ist es bei mir nicht, denn das haben sie schon getestet. Aber insbesondere die ALS macht mir Angst. Gegen die gibt es noch kein Medikament, und sie endet sicher mit dem Tod. Natürlich ist es bescheuert, Dr. Google um Rat zu fragen. Das weiß ich. Es macht mich verrückt und bringt mich auf Krankheiten, an die ich noch nie gedacht habe. Ich denke über Diagnosen und ihre Folgen nach, mit denen ich mich höchstwahrscheinlich gar nicht befassen muss. Aber da sitzt ein kleines Männchen auf meiner Schulter und fragt mich: »Und was, wenn doch? Was wird, falls es wirklich ALS ist? Oder HIV? Bei wem könntest du dich mit HIV angesteckt haben?«

Von den Ärzten hat niemand Zeit, um mit mir über meine Ängste und Gedanken zu reden und mir vielleicht etwas Last von den Schultern zu nehmen. Solange keine Diagnose auf dem Papier steht, ist dafür keine Zeit. Die ist für den Kassenpatienten einfach nicht vorgesehen.

Zum Glück habe ich zumindest ein Zimmer für mich allein, auf das ich mich zwischendurch zurückziehen kann. Dort weine ich viel. Denn ich habe Angst. Richtige, existenzielle Angst um mein Leben. Ich weine so viel wie noch nie. Zwischendurch kommt mein Paul in jeder freien Minute, die er sich von der Arbeit nehmen kann, bei mir vorbei. Er versucht, mich so gut es geht zu beruhigen und selbst Ruhe zu bewahren. Er glaubt wie immer an das Gute und beschwört mich, erst über die Folgen einer Krankheit nachzudenken, wenn die Diagnose gesichert ist. Er hat recht, aber das ist nicht so einfach. Außer ihm möchte ich keinen Besuch haben. Ich möchte nicht in die ängstlichen Gesichter meiner Eltern oder Freunde schauen, denn meine Angst ist selbst so groß, dass sie fast jeglichen Raum in meinem Gehirn einnimmt. Sie lässt keinen Platz zum Unterhalten oder Ablenken. Sie ist übermächtig.

KAPITEL 2

Morgens kommt eine Assistenzärztin, die mir Blut abnimmt und mich fragt, wie es mir geht. Sie erzählt mir, dass es die letzte Woche ihrer Assistenzzeit sei. Als ich sie frage, ob sie sich auf die Fachrichtung Neurologie spezialisieren möchte, antwortet sie: »Nein, auf der Neurologie möchte ich auf gar keinen Fall bleiben. Ich möchte eine Fachrichtung, mit der ich den Patienten noch helfen kann.«

BÄM!

Bevor ich richtig über diesen Satz nachdenken kann, ist sie schon beim nächsten Patienten. Weiß sie eigentlich, was so eine Aussage für mich, eine junge Frau Anfang dreißig mit Todesangst, bedeutet? Wahrscheinlich nicht. Dass Ärzte in ihrer Ausbildung fast nichts über die psychologische Komponente in der Vermittlung von Diagnosen lernen, bekomme ich mit aller Härte zu spüren. Besonders deutlich wird das am nächsten Tag bei der Visite. Der Oberarzt rauscht mit einem Gefolge von acht jungen Ärzten in mein Zimmer. Sie stellen sich um mein Bett und starren mich betreten an. Der Oberarzt fragt mich, ohne sich vorzustellen: »Wissen Sie, warum Sie hier sind?«

Ich erkläre meine Symptome. Darauf fragt er mich erneut: »Ja, aber wissen Sie, was Sie sehr wahrscheinlich haben?«

Ist das hier ein Quiz oder was?

»Bisher sprachen die Ärzte von einer Autoimmunkrankheit«, antworte ich leicht eingeschüchtert. Darauf der Oberarzt: »Also, ich spreche das jetzt mal deutlich aus: Das ist höchstwahrscheinlich multiple Sklerose bei Ihnen!«

Multiple Sklerose? Multiple Sklerose! Meine Welt versinkt in einem Nebel. Ich bekomme nicht mehr viel mit.

»Multiple Sklerose?«, frage ich schrill, panisch, ohne zu begreifen, was das bedeutet.

»Sind Ihre Angehörigen hier?«, fragt mich der Oberarzt. Zwei der jungen Assistenzärzte stecken raunend die Köpfe zusammen.

»Mein Mann ist gerade auf dem Weg«, antworte ich matt.

»Wir müssen noch ein paar Tests machen. Aber es ist sehr sicher MS. Da wird noch jemand zu Ihnen kommen und mit Ihnen sprechen.«

Mir ist kalt. Elendig kalt. Daher bitte ich die Ärzte im Rausgehen: »Können Sie mir bitte meine Decke geben?« Und dann sitze ich allein mit der Decke auf meinem Bett in meinem Zimmer auf der neurologischen Station der Uniklinik Frankfurt. Multiple Sklerose. Was bedeutet das eigentlich? Ich habe keinen blassen Schimmer! Ich versuche, das irgendwie zu begreifen. Aber kann man so eine Diagnose überhaupt in einem kurzen Moment begreifen? Multiple Sklerose, hatte das nicht ein alter Bekannter meiner Eltern? Sitzt der nicht im Rollstuhl? In diesem Moment ruft mein Vater an. Er merkt sofort, dass mit mir etwas nicht stimmt.

»Was ist los?«, fragt er mich.

»Gerade waren die Ärzte da. Sie sagen, es ist multiple Sklerose.«

Mein Vater sagt nichts. Ich höre ihn schlucken.

»Papa?«

»Ach was, multiple Sklerose, das kann doch gar nicht sein.« Ich spüre sofort, da wird in ihm der Kämpfer wach, der so eine Diagnose nicht einfach akzeptiert. »Multiple Sklerose? Das glaube ich nicht. Die haben doch sicher noch nicht alle Tests gemacht. Da holen wir aber noch eine zweite Meinung ein.«

Mein Gehirn liegt immer noch in dichtem Nebel. Ich spüre Panik in der Brust, aber ich bin nicht in der Lage nachzudenken, geschweige denn, mich klar zu äußern. Es klopft. Paul kommt ins Zimmer. »Was ist los?«, fragt er. Ich zeige auf das Telefon.

»Du, Papa, Paul ist gerade gekommen. Ich muss jetzt erst mal mit ihm sprechen. Lass uns später noch mal telefonieren, okay?«, stottere ich ins Telefon.

Mein Mann schaut mich fragend an. Ich lege das Handy zur Seite.

»Paul, gerade war der Oberarzt da. Er sagt, dass es höchstwahrscheinlich multiple Sklerose ist. Die machen jetzt noch ein paar Tests, aber sie gehen davon aus, dass es das ist und ich ...«

Weiter komme ich nicht, denn ich fange an zu weinen. Ich versinke unter Tränen in Pauls Armen und möchte mich am liebsten so klein machen, dass ich von dieser Welt verschwinde. Multiple Sklerose – was bedeutet das? Es hört sich schlimm an. Das ist eine richtige Krankheit. Mit Rollstuhl! Am liebsten möchte ich nicht mehr da sein, mich mit der multiplen Sklerose nicht auseinandersetzen, mit ihr nichts zu tun haben, sondern mich einfach verstecken vor ihr. Vielleicht vergisst sie mich dann ja. Ich will nicht krank sein! Das bin doch nicht ich. Ich bin nicht Julia, Anfang dreißig und krank. Das ist eine andere Person. Aber nicht ich!

Paul hält mich fest im Arm und versucht, mich zu trösten und zu beruhigen. Ich weiß nicht, wie lange wir so dasitzen. Irgendwann sagt er: »Ich schaue mal, wo die Ärztin ist. Vielleicht kann sie uns mehr dazu erzählen«, und macht sich auf die Suche. Kurze Zeit später kommt er mit ihr zusammen zurück. Wir bombardieren sie mit Fragen – also eigentlich eher Paul als ich. Ich befinde mich immer noch im Nebel. Wir erfahren, dass multiple Sklerose wie Rheuma eine Autoimmunerkrankung ist. Dass sie schubförmig verläuft, noch unheilbar ist. Aber dass es mittlerweile Medikamente gibt, die den Verlauf verzögern können. Dass man daran nicht sterben muss. Und dass sie ganz unterschiedlich verläuft und nicht zwangsläufig im Rollstuhl enden muss.

Die Ärztin klärt uns auch über das weitere Vorgehen auf: Es werden nun noch weitere Tests gemacht, um die Diagnose multiple Sklerose zu sichern und eine ähnliche neurologische Erkrankung, die Neuromyelitis optica, auszuschließen. Außerdem sei in meinem Liquor, der Gehirnflüssigkeit, ein Marker für Rheuma sehr hoch gewesen. Daher müsse man schauen, ob es nicht doch Rheuma sei. Ich werde nun in den nächsten Tagen eine Stoßtherapie mit Kortison bekommen. Das bedeutet, dass ich drei Tage lang hochdosiertes Kortison intravenös verabreicht bekomme, um die Entzündungstätigkeit in meinem Körper zu stoppen. Das soll auch meine Symptome, das Kribbeln und Taubheitsgefühl, wieder verschwinden lassen. Am Nachmittag werde ich noch einen MRT-Termin zum Scannen meiner Wirbelsäule haben und einen Test, um die Leitfähigkeit meiner Nerven zu messen. Am nächsten Tag sollen die Tests, für die ich im Krankenhaus anwesend sein muss, abgeschlossen sein. Dann werde ich jeden Morgen das Kortison bekommen und kann das Krankenhaus danach bis zum Abend verlassen. Nur zum Schlafen muss ich in dieser Zeit ins Krankenhaus kommen. Nach den drei Tagen werde ich entlassen. Die Diagnose wird dann noch nicht zweifelsfrei feststehen, weil noch Ergebnisse von Bluttests erwartet werden, die noch eine Woche brauchen. Daher werde ich einen Termin zur Besprechung der Diagnose in der MS-Ambulanz der Uniklinik bekommen, wenn die Ergebnisse da sind. Aber es ist mit großer Wahrscheinlichkeit MS.

Die junge Ärztin schaut gehetzt auf ihre Uhr und muss zum nächsten Termin. Nun sind wir allein mit diesen ersten Informationen und schauen uns an. Ich bin nicht in der Lage, zu denken oder zu reden. Mein Kopf ist leer. Ich versuche, diese ganzen Informationen zu verstehen. Und bin mit einem Mal unglaublich müde. Das ist einfach alles zu viel. Doch eine Information setzt sich in meinem Gehirn sofort fest: Die multiple Sklerose ist nicht so schlimm. Es gibt Medikamente. Zwar keine Heilung, aber Medikamente. Ich werde nicht daran sterben!

Auch Paul ist in dieser Situation erleichtert. Er hat Tränen in den Augen. Tränen des Glücks. Denn natürlich hat sich mein lieber Mann, mit dem ich seit sieben Jahren durch dick und durch – wie in diesem Moment – extradünn gehe, Sorgen um mich gemacht. Er schaut mich an und sagt: »Oh Mann, ich habe echt große Angst gehabt. Angst, dass du etwas hast, an dem du bald sterben musst. Mit der MS kannst du leben. Das ist doch was! Um alles andere machen wir uns noch Gedanken. Aber jetzt freuen wir uns erst einmal!«

Er nimmt mein Gesicht in die Hände und küsst mich. Dann geht er hinaus, um in Ruhe mit meinen Eltern zu telefonieren, die zweihundert Kilometer weit entfernt vor dem Telefon sitzen und Angst um ihre einzige Tochter haben. Sie können nichts tun und müssen auf unsere Informationen warten. Das muss ein schreckliches Gefühl sein. Während ich darüber nachdenke, schlafe ich auf meinem Krankenhausbett ein.

Irgendwann weckt Paul mich, weil er gehen muss und sich noch von mir verabschieden will. Ich möchte ihn am liebsten gar nicht gehen lassen und beginne wieder zu weinen. Es fällt ihm sichtlich schwer, mich so zurückzulassen. Aber neben seiner kranken Frau muss er sich auch noch um seine Arbeit kümmern.

Obwohl ich ihm versprechen muss, die Zeit während seiner Abwesenheit nicht damit zu verbringen, mit meinem Smartphone im Internet nach der multiplen Sklerose zu recherchieren, mache ich natürlich sofort genau das. Ich kann einfach nicht anders. Ich muss nachlesen, was diese Krankheit eigentlich genau bedeutet. Schließlich hat sich bisher noch kein Arzt Zeit genommen, mir das einmal zu erklären. Und es sieht auch nicht so aus, als würde das in naher Zukunft passieren. Ich bin überrascht, wie viele Themenseiten, Diskussionsforen und Gruppen von Betroffenen es gibt, und klicke mich durch das vielfältige Informationsangebot. Ich erfahre, dass die MS eine chronisch-entzündliche Erkrankung des zentralen Nervensystems ist. Chronisch bedeutet, dass sie nicht heilbar ist und die Patienten dauerhaft begleitet. Das war mir vorher gar nicht richtig klar. Chronisch krank. Ich finde, das hört sich nach einer Oma-Krankheit an! Nach etwas, mit dem man sich altersbedingt abfinden muss. Nicht nach einer jungen Frau.

Es gibt Medikamente zur Behandlung der MS, aber weder heilen diese die MS, noch halten sie die Krankheit mit Sicherheit auf. Es gibt Patienten, bei denen die Mittel wirken, aber es gibt auch Patienten, die trotz Medikation zahlreiche Schübe bekommen und sie durchstehen müssen. Darüber hinaus haben die Präparate oft zahlreiche Nebenwirkungen und schädigen bei Langzeiteinnahme Niere und Leber. Die MS, so lese ich weiter, tritt meist im jungen Erwachsenenalter zwischen Anfang und Mitte dreißig auf, und es erkranken mehr Frauen als Männer an der MS. Warum das so ist, weiß die Forschung leider noch nicht. Sie äußert sich bei jedem Patienten anders und wird deswegen auch die Krankheit mit den tausend Gesichtern genannt. Sie kann zu schweren Behinderungen führen, aber auch ganz milde verlaufen. Ich lese Erfahrungsberichte von Menschen, die innerhalb eines Jahres nicht mehr laufen konnten und auf den Rollstuhl angewiesen sind. Oder von anderen, die durch die MS mit einer bleiernen Müdigkeit, »Fatigue« genannt, zu kämpfen haben, die offenbar so belastend ist, dass sie nicht mehr arbeiten können. Aber es gibt auch Betroffene, denen es auch nach Jahren noch gut geht und die die Erkrankung fast gar nicht spüren. Auch hier weiß die Forschung noch nicht, woran das liegt. Oh bitte, lass mich zu denjenigen gehören, bei denen die Krankheit milde verläuft, denke ich sofort. Und dann lese ich weiter: Bei der MS greift sich das Immunsystem selbst an und zerstört das Myelin, das die Nerven umhüllt und für die Übertragung der Signale von Nerv zu Nerv verantwortlich ist. Die Reize werden also irgendwann nicht mehr übertragen. Je nachdem, wo das Myelin in Hirn und Rückenmark zerstört wurde, kommt es für die Patienten zu Beeinträchtigungen. Diese können von Taubheit und Sensibilitätsstörungen, wie bei mir, bis zu Blindheit, Taubheit, Inkontinenz, Nervenschmerzen oder Lähmungen führen. Sogar die Merkfähigkeit des Gehirns kann aufgrund der MS nachlassen. Zusammengefasst können also sämtliche Körperfunktionen beeinträchtigt werden, für die die Nerven gebraucht werden. Und die Nerven braucht der Körper so ziemlich bei allem, was er tut. Scheiße! Das sind ja tolle Aussichten! Bei dieser Krankheit scheint alles möglich zu sein. Jetzt hätte ich gern Paul an meiner Seite, um diese Informationen zu verarbeiten. Mir war bewusst, dass die multiple Sklerose dafür sorgen kann, dass die Patienten nicht mehr laufen können, aber nicht, dass quasi der gesamte Körper betroffen sein kann und man dann zum totalen Pflegefall wird!

In mir macht sich eine unglaubliche Wut auf meinen Körper breit. Ich weine, ich schreie, ich haue mich selbst. Ich hasse meinen Körper dafür, was er mir gerade antut. Das darf doch alles nicht wahr sein! Warum muss mir so was passieren?

Irgendwann kommt eine Schwester nach mir schauen. Sie hat wohl mein Geschrei gehört. Sie ist schon etwas älter und arbeitet anscheinend schon lange auf der Neurologie. Sie spürt meine Wut und Verzweiflung, nimmt mich in den Arm und redet mit ruhiger Stimme auf mich ein: »Mein Mädchen, das wird schon. Irgendwie. Irgendwie geht es immer weiter! Ich habe schon so viele junge Frauen wie dich hier gehabt. Es gibt immer einen Weg, und es geht immer irgendwie weiter. Das ist dein Mann, der dich immer besuchen kommt, oder?«

Ich nicke verheult.

»Schau mal, du hast so einen tollen Mann an deiner Seite. Der lässt dich nicht allein. Und wenn man nicht allein ist, ist alles schon einfacher. Glaub mir, ich kenne so viele Patienten, die besucht niemand. Die sind ganz allein. Das ist so unglaublich traurig.«

Und dann hält sie mich noch eine Zeit lang im Arm, während ich weiter weine.

KAPITEL 3

Ich werde zum MRT meiner Wirbelsäule abgeholt. Es wird untersucht, ob in meinem Rückenmark weitere Läsionen sind. Das MRT, die Magnetresonanztomografie, macht die Läsionen sichtbar. Das Ganze wird etwas über eine Stunde dauern. So lange liege ich in einer beklemmend engen metallenen Röhre, die unter ohrenbetäubendem Lärm scheibchenweise Bilder von meinem Rückenmark macht. Dabei darf ich mich nicht bewegen, sonst verwackeln die Bilder, und alles war umsonst. Erst gibt es eine Runde Bilder ohne Kontrastmittel und dann eine Runde Bilder mit Kontrastmittel, das mir gespritzt wird, während ich in dieser Röhre liege. Ich habe Musik auf die Ohren bekommen, da der Lärm des MRTs wirklich immens ist. Bis zu hundert Dezibel laut sind die Klopfgeräusche, die bei einem MRT erzeugt werden. Leider so laut, dass ich die Musik, die ich zur Ablenkung bekommen habe, gar nicht richtig hören kann. Dafür wird mir in dieser Enge der Röhre gerade das ganze Dilemma meiner Situation bewusst: Ich liege hier drin, weil ich höchstwahrscheinlich an multipler Sklerose erkrankt bin. So eine verdammte Scheiße! Vor Wut beginne ich wieder zu weinen. Die Tränen laufen mir an meinen Wangen herab bis zum Hals und kitzeln mich dort. Aber ich darf sie nicht wegwischen, sonst verwackeln die Bilder. Und dann muss ich noch mal hier rein. Das will ich auf gar keinen Fall! Ich fühle mich elendig und tue mir selbst leid. Warum? Warum ich? Warum muss ich diese beschissene Krankheit haben? Warum muss ich überhaupt krank sein?

Die letzten fünf Jahre habe ich von meinem Herzensmann getrennt gelebt. Gezwungenermaßen, da uns unsere beruflichen Wege nach dem gemeinsamen Studium erst mal in verschiedene Städte führten. Minimum dreihundert Kilometer lagen in den vergangenen Jahren immer zwischen uns. So packten wir all unsere Liebe in die Wochenenden und pendelten stets zwischen zwei Städten. Sogar geheiratet hatten wir in dieser Zeit. So sicher waren wir uns, dass wir trotz Entfernung zusammenbleiben wollten. Erst vor acht Monaten hatten wir beschlossen, dass es so nicht mehr ging. Dass wir, wie im Studium, endlich wieder gemeinsam an einem Ort sein wollten. Paul hatte deswegen extra seinen Job gewechselt. Wir suchten uns ein schönes Nest in Frankfurt und kamen endlich zur Ruhe. Auch weil ich endlich nach langer Suche in einem guten Job angekommen war. Ein Job, der mir endlich eine Perspektive und nette Kollegen bot. Und jetzt, gerade mal fünf Monate nachdem sich endlich alles gefügt hatte, muss ich diese verdammte Scheiße bekommen? Warum nur? Warum passiert mir das jetzt? Das ist so ungerecht! Je mehr ich mich darüber aufrege, desto mehr bekomme ich Panik in dieser Röhre. Ich will hier auf der Stelle raus! Raus aus der Röhre, raus aus diesem Körper, raus aus diesem Scheißleben! Ich höre, wie die Krankenschwester mich durch die Klopfgeräusche fragt, ob alles in Ordnung sei. Sie kann mich über einen Bildschirm sehen und merkt, dass ich panisch werde.

Irgendwie muss ich mich beruhigen, sonst endet das hier in einer Panik- oder Wutattacke, die mich nicht weiterbringt. Diese verdammten Bilder müssen ja gemacht werden. Müssen sie? Was wäre die Alternative? Wegrennen! Genau, ich gehe einfach. Niemand zwingt mich schließlich, hier in der Uniklinik zu sein. Niemand zwingt mich, mich dieser Diagnose und dieser Krankheit zu stellen. Ich muss das nicht machen. Bisher habe ich doch auch gut gelebt. Das bisschen Kribbeln, damit komme ich doch klar! Damit lässt es sich leben. Dafür brauche ich keine Diagnose, keine Medikamente, keine Arztbesuche. Aber bringt das etwas? Was, wenn die Krankheit fortschreitet? Kann ich vor ihr weglaufen? Nein, das kann ich nicht. Denn ich habe sie ja. Also, zumindest höchstwahrscheinlich. Und Paul? Er wird es gar nicht gut finden, wenn ich mich der Situation verweigere. Wegrennen kommt für ihn nie infrage. Er stellt sich jedem Problem und kämpft. Ich weiß, dass er mit mir zusammen kämpfen wird. Er wird an meiner Seite stehen und jede Möglichkeit verfolgen, um mir zu helfen. Und ich liebe ihn sehr, meinen Paul. Von der ersten Sekunde an. Ich kann mir ein Leben ohne ihn nicht vorstellen. Ohne ihn geht es nicht. Also muss ich auch für ihn stark sein. Ich muss da jetzt durch. Keine Ahnung, wie ich das anstellen soll. Aber es muss einfach gehen.

Und so denke ich an unsere Hochzeit vor zwei Jahren zurück. An unser Fest mit allen unseren Freunden und unseren Familien. Ich gehe Schritt für Schritt den Tag im Kopf noch einmal durch. Denke an jeden Moment. An all die schönen Überraschungen und daran, wie viel Liebe an diesem Tag zu spüren war. Darüber komme ich in der metallenen Röhre mit ihrer furchtbaren Lautstärke zur Ruhe. Am Ende lullen mich die Klopfgeräusche richtig ein. Ich bin wie in Trance und schlafe fast. Plötzlich sind die Geräusche ganz fern, und ich komme zum ersten Mal in den vergangenen vier Tagen irgendwie runter.

Bis hierhin bin ich durch die Hölle gegangen. Ich habe eine existenzielle Angst gespürt, die ich in meinem Leben noch nicht kannte. Nun weiß ich, was ich sehr wahrscheinlich habe. Und ich weiß, wie sehr ich leben möchte und was ich auf jeden Fall noch erleben möchte, nämlich ganz viele schöne Momente mit meinem Mann. Dabei schweben mir keine großen Dinge vor. Keine fernen Reisen, teure Anschaffungen oder Ähnliches. Nein, ich möchte einfach noch Zeit mit ihm haben. Zeit, um das Uns zu genießen. Ich möchte mit ihm durch mein Leben tanzen. Und dafür möchte ich noch ganz viel Lebenszeit haben. So wie es ausschaut, werde ich die auch noch bekommen. Vielleicht mit ein paar Einschränkungen. Aber ich werde sie haben. Und mehr ist jetzt nicht wichtig.

KAPITEL 4

Am nächsten Morgen bekomme ich meine erste Kortisoninfusion. Ich habe mich erst gegen das Kortison gewehrt. Ich nehme eigentlich nicht häufig Medikamente. Sogar die Antibabypille habe ich vor über drei Jahren abgesetzt. Ständig hatte ich nicht definierbare Wassereinlagerungen in den Beinen und im Gesicht. Seitdem ich die Pille nicht mehr nehme und generell versuche, kleine Wehwehchen wie zum Beispiel Kopfschmerzen alternativ, also mit einem Kühlkissen oder mit Zitronensaft in Espresso, zu bekämpfen, geht es mir in Bezug auf die Wassereinlagerungen viel besser. Und jetzt soll ich so etwas Fieses wie Kortison gespritzt bekommen? Das muss doch Gift sein! Allerdings haben hier weder die Krankenschwestern noch die Ärzte Zeit und Muße, sich mit meinem – für sie nichtigen – Problem auseinanderzusetzen. Sie schauen mich verständnislos an, als ich sie frage, ob das Kortison wirklich sein muss.

Ich rufe meine Heilpraktikerin an und sie beruhigt mich. Klärt mich auf, dass ich das Kortison nun besser nehme, da es bei solchen Nervenentzündungen zur Standardtherapie gehört. Sie ist die erste Person, die mir zuhört, meine Bedenken ernst nimmt und mir Mut zuspricht. »Mach das jetzt!«, sagt sie. »Wenn du hinterher gesundheitliche Probleme haben solltest, kümmern wir uns dann darum. Aber wenn wir jetzt nicht mit Kortison behandeln, dann haben sie keine Alternative im Krankenhaus für dich. Deine Symptome können durch das Kortison gestoppt werden und möglicherweise wieder zurückgehen. Du hast eigentlich keine andere Wahl, als es zu nehmen.«

Also wehre ich mich nun nicht mehr und hänge am Tropf. Drei Stunden lang tropft das Kortison in meine Venen. Dabei breitet sich ein metallener Geschmack auf meiner Zunge aus. Mir ist etwas flau, und mein Magen schnürt sich zu. Nach einer halben Stunde am Tropf ist es schon so weit, dass mir beim Gedanken an Essen ganz schlecht wird. Aha, so sind also die ersten Anzeichen des Kortisons. Natürlich hatte ich vor der Infusion wieder Dr. Google zu möglichen Nebenwirkungen des Medikaments befragt. Aber so genau sind sie nicht vorauszusagen. Sie sind zu unterschiedlich. Manche Menschen bekommen Fressattacken, bei anderen sorgt es für eine Magenschleimhautentzündung oder aber auch für Schlaflosigkeit, sogar zu einer depressiven Stimmung kann es kommen. Wieder andere werden davon aufgedunsen, weil sie Ödeme, also Wassereinlagerungen, bekommen. Sehr häufig kommt es zu einer Lichtempfindlichkeit sowie zu schnellem Sonnenbrand. Der Strauß an Möglichkeiten ist also bunt, mal schauen, was bei mir eintreten wird. Fressattacken schließe ich in meinem momentanen Zustand erst einmal aus.

Nach drei Stunden bin ich fertig und kann das Krankenhaus bis zum Abend verlassen. Paul holt mich ab, um den Tag mit mir zu verbringen. Er fragt mich, was ich unternehmen möchte.

»Kaffee, ich möchte endlich mal wieder einen anständigen Kaffee trinken gehen«, ist meine Antwort. Also machen wir das erst einmal. Danach fahren wir in unsere Wohnung, wo es herrlich still ist. Es ist so schön, vom Krankenhausalltag mit seinem kontinuierlichen Lärm eine kleine Auszeit zu bekommen. Ich schaue mir die Fotos von unseren Freunden und der Familie an, die bunt zusammengewürfelt an der Wand über dem Sessel hängen. Dabei denke ich an die vielen Momente, die ich mit jeder einzelnen Person verbracht habe. Damals, als ich noch nicht krank war. Ich versuche, etwas zur Ruhe zu kommen. Und zu fühlen, wie das Leben mit Krankheit ab sofort wohl ist. Aber ich habe keine Ahnung.

Paul fragt mich, ob ich was essen will, aber das Kortison macht mich appetitlos. Mein Magen ist immer noch zugeschnürt. Ich rufe meine Eltern an, und wir verabreden, dass sie am nächsten Tag auf einen Kurzbesuch vorbeikommen.

Dann beginne ich, im Internet nach Therapiemöglichkeiten der multiplen Sklerose zu suchen. Dabei steht für mich von Anfang an im Vordergrund, was ich neben der medikamentösen Therapie selbst machen kann. Ich brauche irgendwie das Gefühl, etwas unternehmen zu können. Meinem Körper möchte ich die optimale Basis zum Kampf gegen die Erkrankung geben. Ich lese viel über die Auswirkungen von Stress auf die MS. Eines verstehe ich schnell: Stress ist nicht gut. Es wird also in Zukunft darauf ankommen, Stress so gut es geht zu vermeiden. Denn Stress kann bei einer multiplen Sklerose schubauslösend sein, und das würde bedeuten, dass neue Entzündungen an den Nerven und neue Symptome auftreten. Da die MS noch nicht heilbar ist, gibt es zahlreiche alternative Therapien, die Wirkung und sogar Heilung versprechen. Eine Garantie, was bei mir wirken wird und ob überhaupt irgendeine Therapie Besserung bringen kann, gibt es nicht.

Zum ersten Mal komme ich mit der geschäftlichen Seite einer unheilbaren Krankheit in Berührung. Denn jede alternative Therapie kostet natürlich auch Geld. Und zwar nicht wenig. Wie viele Argumente es für jede einzelne Therapie geben mag, genauso viele gibt es augenscheinlich auch gegen sie. Sehr schnell stellt sich Frustration bei mir ein. Ich möchte doch einfach nur wissen, was mir hilft. Aber ich finde keine Antwort darauf. Ich ahne noch nicht, dass ich mich mit dieser Frage auf eine Reise begeben und beständig dazulernen werde. Kurzerhand bestelle ich mir zwei Bücher. Eines stellt alternative Therapien bei multipler Sklerose vor, das andere ist die Lebensgeschichte einer Frau, die sich ihre durch die MS eingeschränkte Beweglichkeit wieder zurückerkämpft hat. Mut, ich brauche jetzt Beispiele, die mir Mut machen.

Irgendwann schalte ich den Fernseher ein und bleibe an einem Werbefilm hängen: Es ist ein kurzer Film der Deutschen Multiple Sklerose Gesellschaft. Am vergangenen Donnerstag, dem Tag, an dem ich meine Reisetasche gepackt habe und in der Uniklinik vorstellig wurde, war der diesjährige Welt-MS-Tag. Manchmal sind Zufälle wirklich unheimlich. Der Film zeigt Menschen, die mit der multiplen Sklerose schon unterschiedlich lange leben. Zum Schluss wird eine Frau gezeigt, die die Diagnose erst gerade bekommen hat. Ich erkenne mich in ihr wieder und fange an zu weinen. Jetzt gehöre ich höchstwahrscheinlich auch zu der Gruppe MS-Menschen dazu. Ich kann es einfach nicht fassen!

Zum Abendessen muss ich wieder ins Krankenhaus. Das ist ein komisches Gefühl. Ich würde viel lieber bei Paul bleiben. Heute Abend findet der *Eurovision Song Contest* statt, und wir beschließen, zumindest einen Teil der Veranstaltung gemeinsam im Krankenhaus zu gucken. Wir kuscheln uns in meinem Krankenhausbett zusammen und schalten den Fernseher ein. Jedes Jahr sagen wir uns, dass wir uns den grellbunten Wettbewerb mit seinen skurrilen Figuren, modischen Geschmackverwirrungen und gesanglichen Kuriositäten nie wieder antun, und dann können wir doch nicht anders und schalten ein. Diesmal gefällt mir der deutsche Beitrag sehr gut: Es ist Lena Meyer-Landrut mit *Satellite*. Schon die Vorauswahl in Deutschland hatte ich verfolgt, und ich bin gespannt, ob sie eine Chance auf die vorderen Plätze hat. Und während wir so da auf meinem Krankenbett liegen, mache ich mein Gedanken-Schicksalsspiel. Das mache ich immer mal. Ich sage mir also: »Wenn Lena Meyer-Landrut gewinnt, dann werde ich ein schönes Leben trotz multipler Sklerose haben. Dann wird alles gut!« Paul erzähle ich nichts davon – ich schäme mich für meine Gedankenspielchen. Ich weiß, dass es eigentlich unsinnig ist, sein Wohl an solchen Spielchen festzumachen. Aber ich kann einfach nicht damit aufhören.

Als alle Sänger ihre Lieder präsentiert haben und es an die Auswertung geht, fährt Paul nach Hause. Ich schaue mir die Ergebnisse daher allein an – und kann es kaum glauben: Lena gewinnt. Und ja, vielleicht ist es bescheuert, aber mir gibt das in diesem Moment einen unheimlichen Auftrieb: Ja, ich habe vielleicht MS, aber ich bin nicht allein! Lena hat gewonnen, und alles wird gut!

Am nächsten Morgen gibt es die nächste Kortisoninfusion, und dann holt mich Paul wieder ab. Der Hunger ist noch nicht wieder zurück, ich kriege nach wie vor kaum etwas runter. Zu Hause stelle ich mich auf die Waage und traue meinen Augen nicht: Ich habe in den vergangenen vier Tagen fünf Kilo abgenommen! Noch vor wenigen Wochen hätte ich mir das sehnlichst gewünscht. Nun weiß ich, wie viele Ängste für diesen Gewichtsverlust verantwortlich sind. Das stimmt mich nachdenklich. So lange und so oft war ich mit meinem Körper unzufrieden. Zu weiblich war er mir, zu viele Rundungen hatte er, und überhaupt wäre ich immer gern fünf bis zehn Kilo leichter gewesen. Was habe ich ihn gegeißelt dafür, wie viele Diäten habe ich ausprobiert! Und war doch immer unzufrieden. Ein Gang auf die Waage konnte mir die Laune für den ganzen Tag vermiesen. Und nun? Nun hatte ich in nur vier Tagen die ersehnten fünf Kilo auf einen Schlag runter. Aber der Preis dafür war hoch. Ich habe in den letzten Tagen Angst um mein Leben gehabt. Eine Angst, die ich so stark und existenziell noch nie gespürt habe. Diese Angst hat mir den Appetit verdorben und wahrscheinlich auch meinen Stoffwechsel angeregt. Außerdem laufe ich seit der ersten Kortisongabe im Halbstundentakt auf die Toilette, weil ich durch das Medikament entwässere. Ja, natürlich freue ich mich über den Gewichtsverlust. Aber ich merke, dass es nicht mehr das Nonplusultra für mich ist. Wie unwichtig das Aussehen doch eigentlich ist! Viel wichtiger ist es, gesund zu sein. Darauf kommt es an und nicht darauf, ob ich ein, zwei Kilo mehr oder weniger auf den Rippen habe. Ja, diese Erkenntnis ist so einfach. Aber auch so elementar. Mir ist, als eröffne sich ein ganz neues Universum für mich.

Zum Mittagessen kommen meine Eltern zu Besuch. Zweieinhalb Stunden sind sie aus dem Ruhrgebiet gefahren, um ihre Tochter zu sehen. Und ich kann ihnen die Sorgen der letzten Tage ansehen. Ganz grau ist meine Mama im Gesicht. Ich merke, wie mich meine Eltern anschauen und versuchen, die multiple Sklerose an ihrer Tochter zu sehen. Sie zu erkennen. Aber man kann sie nicht sehen. Noch nicht – aber vielleicht wird man sie auch nie an mir sehen können. Wir weinen zusammen und können es alle nicht fassen, dass wir uns nun mit so einer Erkrankung auseinandersetzen müssen. Wir tragen zusammen, was wir uns in den vergangenen Tagen über die multiple Sklerose an Wissen angelesen haben. Und halten uns alle an dem Gedanken fest, dass sie so unterschiedlich verläuft. Dass es zwar schwere Verläufe gibt, die sehr schnell im Rollstuhl mit zahlreichen Einschränkungen enden, aber dass es auch sehr viele milde Verläufe gibt. Verläufe, mit denen man fast uneingeschränkt leben kann. Dass man mit der MS sogar Kinder bekommen kann. Dass meine recht milden Symptome ohne größere Einschränkungen auch ein Anzeichen für einen langsamen Verlauf sein können. Schlimmer wäre es gewesen, direkt gelähmt zu sein. Oder blind. Oder der Hirntumor, ALS. Wir halten uns bei den schlimmeren Verläufen und Krankheiten auf. Der Vergleich beruhigt und macht Hoffnung. Klar, natürlich muss man mit so einer Erkrankung immer auf sich aufpassen. Aber ist es nicht generell gut, auf sich aufzupassen? Auf gesunde Ernährung, Ruhe, Bewegung und ausreichend Schlaf zu achten? Daran halten wir uns fest: an dem Gedanken, dass dieser Schub möglicherweise auch der einzige meines Lebens sein könnte. Oder nur einer von sehr wenigen. Dass das nicht das Ende meines Lebensglücks bedeuten muss. Dass ich einen tollen Mann an meiner Seite habe, der mich unterstützt in allem, was ich tue. Wir reden darüber, dass ich noch nie gut mit Stress umgehen konnte und mich nun damit beschäftigen sollte, wie ich zum Beispiel einen besseren Umgang mit dem Druck in der Arbeit finde.

Zusammen schauen wir nach vorne, schmieden Pläne, was ich im Kampf gegen diese Erkrankung machen und erreichen kann. Das macht mir Mut, denn so habe ich nicht das Gefühl, wehrlos einer unheilbaren Krankheit ausgeliefert zu sein. In einem Körper zu stecken, der macht, was er will, ohne Rücksicht auf meine Träume und Pläne.

Am frühen Abend machen sich meine Eltern wieder auf den Weg. Sie sind selbstständig und müssen am nächsten Tag wieder zur Arbeit. Wir vereinbaren, dass wir uns schnell wiedersehen und uns nun erst einmal nicht verrückt machen, bis ich die gesicherte Diagnose haben werde. Aber kann man das überhaupt? Sich bei so etwas nicht verrückt machen? Irgendwie müssen wir nun alle durch die nächsten Tage, die Zeit des Wartens durch. Keine Ahnung, wie wir das schaffen werden.

KAPITEL 5

Ich werde wieder vom Krankenhausalltag geweckt. Krankenschwester Nummer eins kommt herein und bringt mir mein Frühstück: eine Scheibe Brot, die ich mit Butter und zuckriger Marmelade beschmieren kann. Dazu eine Scheibe Käse und einen Apfel. Ich kann wählen zwischen miesem Filterkaffee und Tee und entscheide mich für Tee. Hat eigentlich schon einmal jemand darüber nachgedacht, dass das Essen in Krankenhäusern die Patienten womöglich noch kränker macht? Während ich darüber nachdenke, kommt Krankenschwester Nummer zwei vorbei, genauer eine Krankenschwesterschülerin, und misst meinen Blutdruck, wobei sie die Pumpe so stark aufpumpt, dass ich meinen Arm langsam nicht mehr spüre. Sie wird nervös, als ich sie darauf anspreche, und ist froh, als sie endlich fertig ist. Danach betritt Krankenschwester Nummer drei mein Zimmer und bringt meine dritte und letzte Kortisoninfusion. Wenn sie durch meine Adern durchgelaufen ist, kann ich das Krankenhaus verlassen und muss erst in einer Woche wiederkommen, zu einem Termin in der MS-Ambulanz. Dann wird endlich feststehen, ob es die multiple Sklerose ist, mit der ich mich zukünftig auseinandersetzen und arrangieren muss.

Während ich am Tropf hänge, kommt die Ärztin herein, um mit mir das Abschlussgespräch zu führen. Ich frage sie, welche Krankheiten denn nun noch auf dem Tableau stehen. Sie erklärt mir, dass es auch noch Rheuma sein könne. Aber ob Rheuma oder MS, das mache im Endeffekt keinen Unterschied. Ich lerne, dass auch Rheuma eine unheilbare Krankheit ist und nicht nur alte Menschen an ihr erkranken. Auch Rheuma kann milder oder schwerer verlaufen. Und dann stünde auch noch die

Neuromyelitis optica im Raume. Auch sie sei eine bisher unheilbare Autoimmunerkrankung, bei der sich wie bei der multiplen Sklerose das Nervensystem entzünde. Allerdings sei die Forschung bei dieser Erkrankung noch nicht so weit fortgeschritten wie bei der MS. Es gäbe noch nicht so viele Möglichkeiten, um sie zu behandeln. Auch würden prozentual weniger Menschen an ihr erkranken, sodass einfach noch nicht so viel geforscht würde. Na, das sind ja tolle Alternativen, schießt es mir durch den Kopf.

Dann macht die Ärztin noch ein paar Tests mit mir, bei denen sich zeigt, dass das Kortison bereits seine Arbeit verrichtet. Ich hatte schon gemerkt, dass das Taubheitsgefühl in den Armen und Beinen ein wenig zurückgegangen ist. Und auch die Tests zeigen, dass ich schon wieder mehr spüren kann. Das sei ein gutes Zeichen, erklärt mir die Ärztin. Aber es könne noch bis zu ein paar Wochen dauern, bis alles wieder weg sei. Das Kortison wirke bis zu mehreren Wochen nach seiner Gabe.

Zum Schluss bekomme ich von ihr noch den Termin in der MS-Ambulanz in einer Woche, bei dem ich meine finale Diagnose erhalten werde sowie den Arztbrief mit allen Ergebnissen meines Aufenthalts in der Uniklinik für meine Unterlagen. Als die Kortisoninfusion vollständig in meinen Körper gelaufen ist, darf ich das Krankenhaus verlassen.

Paul ist da, um mich abzuholen. Gemeinsam packen wir meine Sachen zusammen, verabschieden uns bei den Krankenschwestern und verlassen das Krankenhaus. Beim Rausgehen sehe ich die Plakate zum Welt-MS-Tag im Eingangsbereich der Neurologie hängen. Daneben hängen noch weitere Aushänge: zum Welt-Hirntumor-Tag, der morgen stattfinden wird. Besser MS als ein Hirntumor, schießt es mir durch den Kopf. Und: Noch mal Glück gehabt!

Dann stehen Paul und ich vor der Uniklinik. Wir wissen nicht, was wir jetzt tun sollen. Und schauen uns voller Fragen an: Wie geht es uns jetzt? Was wollen wir jetzt machen? Wie wollen wir mit dieser Situation umgehen? Wie wollen wir die kommende Woche des Wartens verbringen, bis ich meine Ergebnisse bekomme? Zum Glück ist Paul von seinem Arbeitgeber freigestellt geworden. Er bekommt alle Zeit der Welt, um sich um mich zu kümmern und mir beizustehen. Das zeigt mir, wie ernst auch die Außenwelt meine beziehungsweise unsere Situation bewertet. Anscheinend bin ich wirklich ernsthaft krank. Obwohl ich mich gar nicht so krank fühle – bis auf das Kribbeln und die Taubheit. Niemand kann sehen, dass ich gerade ein paar Tage in der Uniklinik eingecheckt habe und mit großer Wahrscheinlichkeit an multipler Sklerose erkrankt bin. Ich passe wieder in meine Jeans von vor zehn Jahren, und meine Haut ist vom Kortison richtig schön geworden, irgendwie strahlend und so rein. Ich sehe eher so aus, als käme ich gerade von einer Wellnesskur zurück. Das passt irgendwie alles nicht zusammen und ist so surreal! Und es verwirrt mich: Ich weiß einfach nicht, wie ich mich fühlen soll. Ich fühle nämlich gar nichts. Irgendwie bin ich ganz taub innerlich.

Da wir so gar nicht wissen, was wir nun tun sollen, beschließen wir, einfach an nichts zu denken und stattdessen in einem Einkaufszentrum shoppen zu gehen. Außerdem ist es sehr heiß geworden. Und plötzlich vertrage ich die Hitze nicht mehr. Sie macht mich müde, mein Körper kribbelt wieder stärker, und außerdem muss ich wegen des Kortisons aufpassen, dass ich keinen Sonnenbrand bekomme, denn durch das Medikament ist meine Haut sonnenempfindlicher geworden. Dass ich die Hitze nicht vertrage, liegt am sogenannten Uhthoff-Phänomen –

aber das lerne ich erst später. Es ist eine vorübergehende Verschlechterung der MS-Symptome bei Hitze oder körperlicher Anstrengung.

Wir fahren also in ein Einkaufszentrum mit Klimaanlage und kleiden mich neu ein. Das macht mir Spaß, aber irgendwie ist es die ganze Zeit so, als würde ich gar nicht wirklich in meinem Körper stecken, sondern mir zugucken. Ich versuche, die multiple Sklerose an mir zu sehen, sie zu entdecken. Sie muss doch da irgendwo sein! Aber sosehr ich mich auch anstrenge: Ich sehe nur eine Frau Anfang dreißig mit ihrem Mann zusammen beim Shoppen.

Auf der Rückfahrt im Auto breitet sich das Taubheitsgefühl plötzlich wieder in meinem Unterarm und meiner Hand aus. Und wird dabei richtig stark, so stark, dass mein Daumen sogar etwas krampft. Ich bekomme Panik und beginne zu weinen. Ich heule und schreie Paul an, weil ich wütend und verzweifelt bin. »Das habe ich nicht verdient! Ich habe doch nichts verbrochen! Warum ich?!« Paul fährt rechts ran, sobald er die Möglichkeit dazu bekommt. Er schaltet das Auto aus, dreht sich zu mir und nimmt meine Hände in seine.

»Julie, meine liebste Julie, bitte höre mir jetzt genau zu: Hör auf, nach dem Warum zu fragen! Denn das wird dich in ein tiefes Loch ziehen. Das wird dich nur verbittert werden lassen. Du darfst das nicht zulassen, denn auf diese Frage wirst du nie eine Antwort bekommen. Verstehst du: nie! Es gibt keine Erklärung dafür. Und damit musst du dich, müssen wir uns abfinden. Je schneller wir das tun, desto eher finden wir einen halbwegs normalen Umgang mit der MS. Desto eher können wir ein glückliches Leben führen. Bitte versprich mir, dass du dich nicht in der Frage nach dem Warum verlierst!«

Ich weine. Ich weine so viel, dass es mich schüttelt. Der ganze Frust kommt aus mir heraus und sucht sich seinen Weg nach draußen. Ich bin so unglaublich verzweifelt. Und gleichzeitig so unglaublich enttäuscht vom Leben, vom Universum und von wem auch immer, der die Pläne für uns schmiedet. Ich würde immer noch am liebsten wegrennen. Wegrennen aus meinem Leben und vor der Krankheit. Aber ich verstehe auch, wovon mein Paul spricht. Dass er recht hat. Es gibt keine Antwort auf das Warum.

»Ja, ich versuche es«, sage ich zu ihm, »ich will es versuchen. Aber es ist jetzt schon so anstrengend. Ich fühle gar nichts. Ich bin so taub. Und es kostet solche Kraft, meine Gedanken zu ordnen. Ich würde am liebsten wegrennen und mit alldem nichts zu tun haben. Es ist so anstrengend, mich damit auseinanderzusetzen. Ich habe ja noch gar keine Informationen, ich weiß eigentlich noch gar nicht, was ich genau habe. Ich weiß nur, dass ich krank bin!«

»Ja, und das ist scheiße!«

Paul nimmt mich in den Arm und beginnt selbst zu weinen.

»Wenn ich könnte, dann würde ich dir die Krankheit abnehmen, Julie. Ich würde das packen, das weiß ich. Aber mir tut es so unglaublich weh, dich leiden zu sehen!«

So sitzen wir noch eine Weile eng umschlungen im Auto mit Warnblinker auf dem Standstreifen der Autobahn.

KAPITEL 6

Drei Tage später fahren wir zu unseren Freunden Melanie und Dominik nach Berlin. Sie kaufen uns unsere zweite Waschmaschine ab, die wir nicht mehr brauchen, seit wir wieder zusammenwohnen. Und da wir in diesen Tagen des Wartens nicht so richtig wissen, was wir mit der Zeit anfangen sollen, bringen wir ihnen die Maschine spontan in die Hauptstadt. Wir vier kennen uns seit der Studienzeit und haben so manche Nacht zusammen durchgefeiert.

Melanie ist im fünften Monat schwanger und fällt mir sofort weinend um den Hals, als wir bei ihnen ankommen. Sie entschuldigt sich bei mir, dass sie durch die Schwangerschaftshormone so emotional sei. Mir tut es allerdings gut, dass sie ihren Gefühlen freien Lauf lässt und sich nicht vor mir verstellt. So heulen wir erst einmal um die Wette, während die Männer die Waschmaschine in die Wohnung tragen. Später sitzen wir im Wohnzimmer, und nun möchte Melanie alles ganz genau wissen. Wie die letzten Tage waren, was ich für Symptome habe, wie es mir geht, wie es uns damit geht. Als ich ihr berichte, dass ich die Diagnose multiple Sklerose noch nicht definitiv habe, sondern auch noch die Möglichkeiten Rheuma oder die Neuromyelitis optica bestehen, sagt sie sofort: »Julia, hoffentlich ist es Rheuma!« Als ich ihr erkläre, dass das wahrscheinlich auch nicht »besser« sei, ist sie genauso erstaunt, wie ich es zunächst war.

Dann kommen die Männer dazu. »Sag mal«, wendet sich Dominik an Paul, »wie geht es dir eigentlich? Wie kommst du damit klar?« Und da fällt mir auf, dass unser Freund der Erste ist, der Paul nach seinem Befinden fragt. Meinen Paul, der mich auffängt und mir Mut macht, dass wir die Erkrankung gemeinsam durchstehen. In den letzten Tagen hat sich alles nur um mich gedreht, und das tut mir nun unendlich leid. Nun sitzen wir zu viert zusammen, und auch Paul kann endlich über seine Gefühle sprechen. Das tut ihm gut und mir natürlich ebenso. »Na ja, ich bin einfach nur froh, dass Julia keine Krankheit hat, an der sie sterben muss.«

Mir schießen sofort die Tränen in die Augen, und ich sehe, dass es Melanie genauso geht wie mir. Dominik schaut erschrocken. Ich glaube, ihnen war gar nicht bewusst, was bei uns alles auf dem Spiel stand. Auch mir wird das in diesem Moment erst so richtig klar.

Paul spricht weiter: »Da standen plötzlich so viele Möglichkeiten im Raum: ein Hirntumor, die ALS oder HIV. Alles Dinge, die eine deutlich schlechtere Prognose für Julia bedeutet hätten, als es jetzt der Fall ist. Dann müssten wir uns wahrscheinlich gleichzeitig auch mit ihrem Tod auseinandersetzen. Und ich bin einfach unheimlich dankbar, dass mir meine Süße nicht durch so eine beschissene Krankheit genommen wird. Jetzt können wir weiterhin nach vorne schauen.«

»Jetzt habt ihr eine Diagnose, mit der ihr umgehen könnt«, sagt Dominik, »ich glaube, ich verstehe, was du meinst.«

»Trotzdem wünschte ich, ich wäre derjenige, der die Krankheit abbekommen hätte«, sagt Paul plötzlich. Ich muss schlucken. »Julia macht sich immer so viele Gedanken. Sie hat zwar eine positive Einstellung und ist eine Kämpferin, aber sie sieht trotzdem auch die schlechten Dinge. Darum mache ich mir Sorgen. Ich glaube, dass es für mich einfacher wäre, mit der Erkrankung umzugehen. Ich mache mir einfach nicht so viele Gedanken wie sie. Außerdem wünschte ich, dass sie nicht krank wäre.«

Wir schauen uns alle an und schweigen. Zu bewegt sind wir von Pauls Worten und der Situation.

Irgendwann sagt Dominik: »Irgendwie habe ich noch nie darüber nachgedacht, dass Melanie und ich einmal krank sein könnten. Jetzt ist es plötzlich so greifbar. Keine Ahnung, wie wir reagieren würden. Man kann ja immer viel darüber nachdenken und sprechen. Aber wie es wirklich ist, wenn man selbst in diese Situation kommt, weiß keiner.«

Während wir so zusammensitzen und über eine Zukunft mit Erkrankung sprechen, krampft meine rechte Hand. Die, in der es auch zuerst kribbelte. Dieser Krampf wird immer stärker. Es ist warm, sehr warm an diesem Tag. Dies gepaart mit der emotionalen Unterhaltung mit Melanie und Dominik verschlechtert die Symptome in meiner Hand derartig, dass ich eine Spastik bekomme. Ich werde unruhig und versuche, irgendeine angenehme Haltung für meine Hand zu bekommen. Aber egal, wie ich sie hinlege, aufstütze oder massiere, es wird nicht besser.

»Was hast du?«, fragt Dominik überrascht, und Melanie schaut verunsichert zwischen mir und Paul hin und her.

»Meine Hand ..., ich kann meine Hand nicht mehr locker machen«, stammele ich. In mir kommt Panik auf.

Paul bleibt ganz ruhig, geht zum Kühlschrank und holt eine gekühlte Flasche Bier heraus, die er mir in die Hand drückt. Die Kälte entspannt die Muskulatur, und die Verhärtungen gehen zurück. Er grinst mich an: »Cool down, Süße.«

»Woher wusstest du, dass das hilft?«, frage ich ihn perplex.

»Na ja, weißt du, es gibt doch diese Kältekammern für Rheuma- oder Gichtpatienten. Darin ist es minus hundert Grad kalt, und das tut vielen Erkrankten gut. Ich dachte, ein Versuch in die gleiche Richtung ist es wert.«

»Paul, der Superheld! Wenn wir den nicht hätten«, lacht Dominik.

Mein Retter in der Not. Wieder einmal.

Wir bleiben zwei Tage bei unseren Freunden in Berlin. Melanie zeigt mir das zukünftige Kinderzimmer für ihr Baby, und ich bin ein wenig neidisch auf ihre Unbeschwertheit. Darauf, dass sie sich einfach auf ihr heranwachsendes Kind freuen darf, ohne sich mit einer Erkrankung oder anderen negativen Dingen herumschlagen zu müssen. Gleichzeitig freue ich mich mit ihr und über ihren Bauch, der seit unserem letzten Treffen vor einem Monat schon deutlich gewachsen ist. Damals, als meine Welt noch in Ordnung war.

Melanie und ich hatten uns schon immer viel zu erzählen, wenn wir uns getroffen haben. Das war zwar nicht häufig, aber dann umso intensiver. Wir seien wie zwei schnatternde Enten, sagt Paul immer. Diesmal tut es mir unheimlich gut, dass meine Freundin einfach mit mir »schnattert« und mich fragt, was sie wissen will, ohne sich zu große Gedanken zu machen, was ich möglicherweise von ihr denken könnte. Und auch Dominik nimmt kein Blatt vor den Mund und behandelt mich mit seiner direkten Art wie immer. So werden es zwei Tage, die mich ab und zu die Situation vergessen lassen, in der ich mich gerade befinde, und uns vom langen Warten auf die endgültige Diagnose ein wenig ablenken.

Als wir wieder zu Hause in Frankfurt sind, kommen mich zwei befreundete Arbeitskolleginnen, Lisa und Steffi, besuchen. Sie machen sich Sorgen um mich, das kann ich ihnen ansehen. In der vergangenen Woche haben sie sich oft bei mir gemeldet und wollten wissen, wie es mir geht.

»Mensch, du siehst ja ganz anders aus!«, begrüßt mich Steffi etwas besorgt. »Du hast total abgenommen, geht es dir nicht gut?«

Ich erkläre ihr, dass ich in den vergangenen Tagen nicht viel essen konnte. Dazu die Panik im Krankenhaus und das Kortison, irgendwie hat das für meinen Gewichtsverlust gesorgt. Als wollten sie mich wieder aufpäppeln, backen die beiden Waffeln für mich und fragen mich vorsichtig aus. Auch für sie ist die Situation neu. Insbesondere Lisa ist etwas panisch. Sie hat mitbekommen, wie der Vater ihrer Freundin an einer sehr seltenen neurologischen Erkrankung gestorben ist, die rasant verlaufen war. Sie gesteht mir, dass sie unheimlich Angst um mich gehabt habe, dass es dieselbe Erkrankung bei mir sei.

»Ich habe mich gar nicht getraut, dich zu fragen, was du hast. Ich bin so froh, dass es das nicht ist!« Sie hat Tränen in den Augen. Und so nehme ich sie in den Arm und versuche, sie zu trösten und dabei selbst nicht zu weinen. Ich möchte nicht zeigen, wie zerrissen ich innerlich bin. Wie mich die Situation mitnimmt. Langsam, aber sicher halte ich es nämlich nicht mehr aus, in dieser Ungewissheit zu schweben. Ich möchte endlich sicher wissen, was ich habe. Wie meine Krankheit heißt und mit welcher Diagnose ich mich für den Rest meines Lebens auseinandersetzen muss. Ich muss wissen, mit was ich es zu tun habe. Ob ich weinen muss oder mich freuen kann, dass es »nur« MS ist.

Meine Freundinnen merken, dass ich noch ganz durcheinander bin, und versuchen, mich so gut es geht mit Neuigkeiten von der Arbeit abzulenken. Zwischendurch springe ich immer mal unter die kalte Dusche, denn es ist wieder ein sehr heißer Tag, und das Kribbeln und die Spastik in meiner Hand schränken mich ein. Das kalte Wasser verschafft mir für kurze Zeit Linderung. In der Neurologie hatten sie gesagt, dass ich mich melden solle, falls das Kribbeln wieder stärker werde und neue Symptome dazukämen. Daher rufe ich panisch dort an und erhoffe mir einen ärztlichen Rat. Der Arzt am anderen Ende der Leitung will zwar detailliert wissen, was sich verändert hat, teilt mir dann am Ende aber nur mit, dass man dagegen auch nichts machen könne. Meine Kortisoninfusionen seien schließlich noch nicht lange her. Nun müsse ich abwarten, wie das Medikament wirkt. So langsam, aber sicher wird mir klar, dass das nicht bedeuten muss, dass das Kribbeln und das Taubheitsgefühl oder die Spastik wieder aufhören. Irgendwie haben die Ärzte bisher immer den Anschein bei mir erweckt, als würden meine Symptome durch das Kortison wieder komplett verschwinden. Ich selbst habe noch gar nicht darüber nachgedacht, wie es wohl wäre, wenn sie doch bleiben.

Mit einem dumpfen Gefühl bleibe ich nach dem Telefonat noch etwas sitzen und starre vor mich hin. So zieht sich der letzte Tag vor meinem Termin in der MS-Ambulanz zur Besprechung meiner Diagnose wie Kaugummi in die Länge und will einfach nicht vergehen. Irgendwann verabschieden sich Steffi und Lisa, und Paul und ich sind wieder allein.

Als wir zu Bett gehen wollen, merkt Paul, wie unruhig ich bin.

»Ich weiß gar nicht, wie ich in der kommenden Nacht zur Ruhe finden soll«, sage ich zu ihm. »Ich habe so eine Angst vor dem Termin morgen. Mir schwirren unglaublich viele Gedanken durch den Kopf, die ich gar nicht geordnet bekomme. Was mache ich, wenn es diese Neuromyelitis irgendwas ist? Was mache ich, wenn es noch nicht einmal ein Medikament gibt, das mir helfen kann? Und was mache ich, wenn ich MS habe und irgendwann im Rollstuhl sitzen muss? Ich bin so unruhig, ich könnte die Wände hochlaufen.«

Paul versucht, mich zu beruhigen. »Lass uns jetzt nicht nachdenken, was sein könnte. Das sind Gedanken, die wir uns vielleicht gar nicht machen müssen. Morgen wissen wir mehr. Morgen wissen wir, womit wir es zu tun haben. Woran wir arbeiten können. Du bist eine starke Frau. Du schaffst das! Das weiß ich.«

»Ich fühle mich aber so gar nicht stark. Ich fühle mich hilflos. Und betrogen. Betrogen um ein unbeschwertes Leben. Ich will mein altes Leben zurück.«

Paul nimmt mich in den Arm und schlägt vor, dass wir gemeinsam eine Liste mit allen Fragen schreiben, die wir morgen mit zum Termin nehmen werden, damit wir in der Aufregung nicht alles vergessen. Und so sitzen wir noch lange zusammen und notieren uns die Punkte, die uns interessieren. Danach geht es mir schon etwas besser. Als wir im Bett liegen, macht Paul kurzerhand eine Entspannungsübung mit mir. Das hat er noch nie gemacht: Er streichelt mir behutsam den Kopf und spricht ganz langsam und leise mit mir. Er erzählt mir eine kurze Traumgeschichte. Zumindest denke ich, dass sie kurz ist, denn ich schlafe schnell erschöpft ein.

KAPITEL 7

Am Tag der Tage werde ich nicht von allein wach, sondern der Wecker muss mich aus dem Schlaf klingeln. Wider Erwarten bin ich nun nicht mehr ängstlich und aufgeregt. Nein, plötzlich bin ich ganz klar und fokussiert. Endlich ist der Tag der Wahrheit gekommen! Heute werde ich erfahren, was ich habe. Ich werde endlich wissen, gegen welche Krankheit ich kämpfen muss. Ich stehe quasi in den Startlöchern und warte auf den Startschuss. Zum Glück ist der Termin um zehn Uhr morgens, sodass ich nicht noch den ganzen Tag warten muss. Paul und ich frühstücken, packen unsere Liste mit den Fragen ein und machen uns auf den Weg.

Es ist ein komisches Gefühl, wieder in die Neurologie zu fahren. Als ich das letzte Mal diesen Weg gefahren bin, habe ich mich noch in einem komplett anderen Leben befunden.

Was seitdem alles passiert ist! Ich gehe alles noch einmal Schritt für Schritt im Kopf durch und versuche, mich an jede einzelne Situation zu erinnern. Es ist schier unfassbar, wie sich das Leben so plötzlich verändern kann.

In der Neurologie müssen wir nicht lange warten und werden in das Arztzimmer gebeten. Dort erwarten uns der Leiter der MS-Ambulanz, Dr. Karl, sowie eine MS-Schwester. Dr. Karl, ein sympathischer, sportlicher Typ Anfang fünfzig, trägt ein kariertes grünes Polohemd und begrüßt uns mit einem festen Händedruck. Die MS-Schwester ist eine Krankenschwester speziell für Patienten mit multipler Sklerose und hilft bei der Spritzentherapie. Sie ist mit vor Ort, weil ich wirklich an der MS erkrankt bin. Die genauen Worte bekomme ich gar nicht richtig mit. Was sagt der Arzt? Irgendwie prasselt alles auf mich ein: die Worte des Arztes, meine Gedanken und eine große Erleichterung. Es ist wirklich multiple Sklerose! Mir kann geholfen werden. Ja, natürlich ist die MS nicht heilbar und die Zukunft ungewiss. Aber es ist eine Krankheit, an der geforscht wird und zu der es zumindest Medikamente gibt.

Dr. Karl erklärt mir, wie wichtig meine Einstellung zur MS ist. Zum ersten Mal spricht ein Arzt mit mir über die psychische Komponente dieser Erkrankung. Er redet davon, dass man mit einer MS durchaus positiv in die Zukunft schauen kann. Dass die Diagnose kein Ende bedeutet und es sehr wichtig ist, sie auch nicht als solches zu verstehen.

»Wissen Sie, ich habe keine multiple Sklerose. Aber wenn ich mir zum Beispiel vorstelle, dass mein rechtes Bein sich anders anfühlt als das linke, dann tut es das auch irgendwann wirklich. Ich will die Erkrankung damit nicht verharmlosen, sondern Ihnen nur erklären, dass die Psyche sehr mächtig ist. Sie kann die Nerven beeinflussen. Sowohl negativ als auch positiv. Daher ist es unglaublich wichtig, eine positive Einstellung zu haben.«

Wir fragen den Arzt, ob er mir irgendeine Prognose geben kann, und er sagt uns, dass das schwierig sei. So wie es aussehe, sei die Form der multiplen Sklerose, an der ich erkrankt sei, schubförmig-remittierend. Das bedeutet, dass es im Krankheitsverlauf zu Schüben kommt, also zu neuen Entzündungen in Hirn und Rückenmark, die neurologische Symptome verursachen wie zum Beispiel das Kribbeln. Diese Entzündungen und damit auch die Symptome bilden sich zunächst ganz oder teilweise zurück. Im längeren Verlauf der Krankheit ist dann davon auszugehen, dass die MS sekundär-progredient wird und sich somit schleichend verschlechtert. Im Gegensatz dazu gibt es noch den primär-progredienten Verlauf, bei dem es von Anfang an zu einer schleichenden Verschlechterung kommt. Aber davon sei bei mir nicht auszugehen, denn man habe ja bereits Ereignisse in der Vergangenheit ausmachen können, die sich bisher vollständig zurückgebildet hatten – ganz ohne Medikamente. Eine Prognose könne er mir jedoch nicht geben, denn es sei manchmal so, dass sich die MS sehr schnell von schubförmig-remittierend zu sekundär-progredient wandle. Oder dass die Krankheit die Patienten lange in Ruhe lasse und es dann urplötzlich zu vielen Schüben hintereinander käme. Genauso andersherum. Daher würde ich keinen Arzt finden, der mir sagen könne, was mich erwarte.

»Was ich Ihnen aber sagen kann, ist, dass Sie Glück im Unglück gehabt haben. Es standen weitaus schlimmere Erkrankungen im Raum. Zunächst sind wir davon ausgegangen, dass es ein Hirntumor ist. Ich brauche Ihnen nicht zu erklären, was das bedeutet hätte. Alle anderen neurologischen Erkrankungen, die in Betracht gekommen sind, konnten wir zum Glück ausschließen. Zum Glück, denn das wären allesamt Erkrankungen gewesen, gegen die es noch nahezu keine Medikamente gibt. Zu denen wenig geforscht wird. Bei denen wir Ihnen nicht wirklich hätten helfen können. Natürlich kann ich Ihnen nicht sagen, wie Ihre Zukunft aussehen wird. Aber es ist keine gänzlich ungewisse Zukunft. Zur multiplen Sklerose wird seit Jahren sehr viel Forschung betrieben. Es ist davon auszugehen, dass die Ursache in den nächsten zehn Jahren gefunden wird. Außerdem gibt es schon zahlreiche Medikamente, die den Verlauf der Erkrankung aufhalten können. Und wiederum neue stehen kurz vor der Zulassung. Das alles lässt hoffen.«

So beginnen wir, uns über die verschiedenen Möglichkeiten der Medikation zu unterhalten. Gut, dass Paul und ich uns am Abend vorher schon zahlreiche Fragen notiert hatten. Wir wollen die Möglichkeiten, aber auch die Risiken der Medikamente erfahren. Natürlich interessiert uns insbesondere, welches Medikament am vielversprechendsten für mich ist. Und so bekommen wir nacheinander die unterschiedlichen Möglichkeiten präsentiert. Allesamt sind sie zum Spritzen. Damit muss ich mich erst einmal anfreunden. Werde ich mir nun dauerhaft Spritzen setzen müssen? Ein komisches, surreales Gefühl für mich.

»Gut«, sagt Dr. Karl schließlich, »ich würde Sie jetzt mit Schwester Ilka allein lassen. Sie kann Ihnen alle weiteren Fragen beantworten und hat auch einige Dummys, die sie Ihnen vorführen kann. Allerdings habe ich noch eine abschließende Frage an Sie: Wie sieht es bei Ihnen mit dem Kinderwunsch aus? Haben Sie schon daran gedacht, jetzt sofort schwanger zu werden? Ich frage Sie das, weil Sie hier zusammen erschienen sind. Wie steht es um Ihre Familienplanung?«

Paul und ich schauen uns an. Ein Blick. Eine Sekunde. Und dann ist sie gefallen, die Entscheidung: ein Kind. Wir wollen jetzt ein Kind!

Natürlich haben wir in der Vergangenheit schon über Kinder gesprochen. Wir waren uns einig, dass wir zusammen Kinder haben möchten. Aber nicht jetzt, sondern irgendwann in der Zukunft. Als ich Paul im Studium kennenlernte, träumte ich von drei Kindern. Dieser Wunsch nahm langsam, aber sicher ab, je näher das Ende meines Studiums und der Jobeinstieg kamen. Immer deutlicher wurde mir, was es bedeutet, die Arbeit mit Kindern zu vereinbaren. Die Verantwortung, beidem – Job und Kindern – gerecht zu werden, wurde mir zu groß. Irgendwann wollte ich dann gar keine Kinder mehr bekommen. Schon gar nicht, nachdem ich nach abgebrochener Promotion im Fach Geschichte über fünfzig Bewerbungen schreiben musste, um überhaupt zu einem Vorstellungsgespräch eingeladen zu werden. Als ich dann endlich einen guten Arbeitsplatz mit Entwicklungsmöglichkeiten bei einer Krankenversicherung hatte, wollte ich den nicht so schnell für ein Kind aufgeben.

Mit der Zeit keimte er dann jedoch wieder auf, der Kinderwunsch. Aber eher als zartes Pflänzchen. Schließlich lebten Paul und ich lange Zeit nicht am selben Ort. Als wir dann endlich nach fünf Jahren wieder zusammenziehen konnten, wollten wir zuerst einmal die wiedergewonnene Zweisamkeit genießen. Wir träumten von der nächsten Fernreise, Zeit zu zweit, und auch auf den Karriereleitern wollten wir erst noch ein, zwei Stufen nehmen. Zwar wählten wir unsere Wohnung schon so, dass wir dort auch mit einem Kind leben konnten. Aber das hatte schlicht und ergreifend den Grund, dass wir nicht schon wieder in zwei, drei Jahren umziehen wollten. Wir hatten einfach zu viele Ortswechsel in den letzten Jahren erlebt und wollten sesshaft werden.

Und jetzt? Plötzlich treffen wir die Entscheidung, ein Kind zu bekommen. Nicht in ein paar Jahren, sondern auf der Stelle. Innerhalb von einer Sekunde sind wir uns einig. Paul ist der Erste von uns beiden, der seine Sprache wiederfindet.

»Kann meine Frau denn so einfach schwanger werden? Geht das jetzt überhaupt?«, fragt er den Arzt.

»Nun ja«, beginnt Dr. Karl zu erklären, »ob sie einfach schwanger werden kann, das weiß ich natürlich nicht. Da müssten Sie einen Gynäkologen befragen. Aber ob vonseiten der MS etwas dagegenspricht, das kann ich Ihnen beantworten: Wir beobachten, dass es den meisten Frauen mit multipler Sklerose in der Schwangerschaft besser geht. Nicht allen, aber den meisten. Wir können davon ausgehen, dass das an den Schwangerschaftshormonen liegt. Da Ihre Frau bisher kein Medikament dauerhaft einnimmt, müssen wir hier nichts beachten. Würde sie bereits medikamentiert, sollte sie eher nicht schwanger werden, da wir nicht ausschließen können, dass es zu Fehlbildungen beim Fötus kommt. Daher empfehlen wir den Frauen, vor einer Schwangerschaft ihr Medikament abzusetzen. Außerdem raten wir all unseren Patienten, ein Präparat erst einmal eine Zeit lang zu nehmen, bevor sie die Einnahme unterbrechen. Es braucht einige Monate, bis der Medikamentenspiegel im Körper so hoch ist, dass sich eine Wirksamkeit zeigt. Daher liegt die Frage nach dem Kinderwunsch bei Ihrer Frau nahe. Sie sollte nicht jetzt mit einem Medikament beginnen, das sie dann womöglich in sechs bis zwölf Monaten wieder absetzt, weil sie schwanger werden möchte.«

»Wie sieht es mit der Vererbung aus? Müssen wir befürchten, dass unser Kind ebenfalls an multipler Sklerose erkranken wird?«, fragt Paul weiter.

»Nein, die multiple Sklerose wird nicht vererbt. Die Wahrscheinlichkeit, dass Kinder von MS-Patienten ebenfalls die Krankheit bekommen, liegt um vier Prozent höher als bei gesunden Eltern. Das ist ein sehr geringer Prozentsatz. Da ist es wahrscheinlicher, an Krebs zu erkranken. Mal ganz abgesehen davon: Gibt es in der Familie Ihrer Frau bereits einen Fall von multipler Sklerose?«

»Nein.«

Ich sitze neben Paul und höre zu. Und irgendwie auch wieder nicht. Ich fühle mich wie im Schleudergang. Eben war mein

Leben noch geordnet und die kommenden Wochen vorhersehbar. Nun habe ich eine unheilbare Krankheit und entscheide mich für ein Kind. Wie fühlt sich das an? Wie sollte sich das anfühlen? Wie fühlen sich andere Paare, wenn sie sich für ein Kind entscheiden? Aber wenn nicht jetzt, wann dann? Was soll jetzt noch schiefgehen? Alle Pläne, die ich für den Rest des Jahres geschmiedet hatte, sind plötzlich hinfällig. Sie kommen mir so nichtig und lapidar vor. Dass ich unbedingt noch an meinem Konzept für den Vorstand feilen wollte, um mehr Verantwortung in meinem Job übertragen zu bekommen, erscheint mir so unwichtig. Die Fernreise, über die Paul und ich schon nachgedacht hatten, ebenfalls. Worauf kommt es mir noch an? Was ist mir wichtig im Leben? Das sind die Fragen, die jetzt in meinem Kopf kreisen. Ich schaue meinen Paul an und bin mir plötzlich ganz sicher: Ich will eine Familie mit ihm gründen. Ich möchte ein Kind von ihm. Ich möchte einen kleinen Paul oder eine kleine Julia aufwachsen sehen. Ein Menschlein, in dem von uns beiden ein Teil steckt. Und ich möchte viel Zeit mit den beiden verbringen. Denn das ist doch das Wichtigste im Leben: Zeit mit denjenigen zu haben, die wir lieben. Denn ist sie vergangen, kann sie niemand zurückholen.

»Und wie läuft das hier dann weiter?«, frage ich schließlich den Arzt. »Also, wenn ich erst einmal schwanger werden möchte, starte ich jetzt nicht mit einem Medikament, richtig?«

»Genau. Allerdings rate ich Ihnen dringend, mit der Medikamenteneinnahme anzufangen, falls es in zwei Monaten mit dem Schwangerwerden nicht geklappt hat. Sie haben einen ziemlich großen Entzündungsherd im Rückenmark auf Höhe des Nackens. Hier sollten wir nicht zu viel Zeit riskieren.«

Zwei Monate? Ich gucke Paul panisch an. Hat Dr. Karl da gerade wirklich von zwei Monaten gesprochen? Aber Paul lächelt mich einfach nur an. Es ist dieses zuversichtliche Lächeln, das ich nur bei ihm kenne. Er vertraut wie immer darauf, dass alles gut wird. »Julie, das wird schon. Wir schaffen das!«, sagt mir dieses Lächeln. Und so sage ich feierlich in die Runde: »Dann werde ich jetzt erst einmal schwanger.«

»Gut«, sagt Dr. Karl und lächelt mich aufmunternd an, »dann machen wir es so. Sie nehmen jetzt noch kein Präparat und verfolgen erst einmal Plan B. Wenn es bis in zwei Monaten nicht geklappt hat, kommen Sie bitte noch einmal zu mir oder Sie suchen sich einen niedergelassenen Neurologen, der Sie betreut. Das können Sie natürlich selbst entscheiden. Falls sich in der Zwischenzeit irgendetwas verändern sollte, melden Sie sich aber bitte sofort!«

Ich schaue den Arzt fragend an. »Was soll sich verändern?«

»Wenn Sie zum Beispiel morgens aufstehen möchten, aber Ihre Beine nicht mitmachen. Oder wenn Sie plötzlich auf einem Auge nichts mehr sehen. Das wären alles Veränderungen, die auf die MS zurückzuführen sind. Dann müssen Sie sich umgehend bei mir melden!«

Aha! Das sind doch genau die Worte, die man hören möchte, wenn man sich gerade für ein Kind entschieden hat, oder? Aber solche Gedanken gehören anscheinend nun zu meinem Leben dazu. Ich werde immer die Möglichkeit mit einbeziehen müssen, dass sich die multiple Sklerose in irgendeiner Form zeigt und mir einen Strich durch alle Pläne macht. Ich muss wohl oder übel lernen, mit dieser »Gefahr« zu leben. Während ich über meine neue Situation noch nachdenke, spricht Dr. Karl schon weiter: »Da Schwester Ilka sich heute aber ebenfalls Zeit genommen hat und Sie schon einmal da sind, kann sie Ihnen gleich noch die verschiedenen Medikamente vorstellen sowie die zugehörigen Spritzsysteme. So wissen Sie für den Fall der Fälle dann schon direkt Bescheid und können notfalls in zwei Monaten sofort mit einem Medikament beginnen.«

So bleiben Paul und ich noch mit der MS-Schwester zusammen sitzen, während sich Dr. Karl auf den Weg zum nächsten Patienten macht. Sie spricht mit uns über die verschiedenen Möglichkeiten der Medikation. Alle basieren darauf, dass sie gespritzt werden müssen, und sie zeigt uns die verschiedenen Spritzsysteme, die vom kleinen Hightech-Computer, der immer die gleiche Injektionstiefe gewährleistet, bis zum mechanischen Gerät mit Klingel, die läutet, sobald die Injektion beendet ist, reichen. Außerdem klärt sie uns über die möglichen Nebenwirkungen auf. Sie erzählt von kleinen Hautentzündungen und grippeähnlichen Symptomen. Natürlich befragen wir sie auch zu Schwangerschaften unter einer multiplen Sklerose. Auch sie versichert uns, dass es den meisten Patientinnen in der Zeit der Schwangerschaft viel besser geht, manche Symptome bei ihnen sogar ganz verschwinden.

»Es ist eher so, dass es nach der Geburt häufiger zu Schüben kommt, wenn der Hormonhaushalt sich wieder verändert. Das kann, muss aber nicht so sein«, erklärt sie. Wir einigen uns darauf, dass wir nun am besten einfach positiv in die Zukunft starten. So vieles kann, muss aber nicht sein. Was kommt, können wir nicht wissen. Und daher gehen wir nun einfach darauf zu.

Nach über zwei Stunden verlassen wir die MS-Ambulanz. In der Tasche haben wir noch den Namen und die Telefonnummer des ehemaligen Leiters der Ambulanz, der sich mit einer neurologischen Praxis mit dem Schwerpunkt multiple Sklerose selbstständig gemacht hat. Ich werde versuchen, bei ihm einen

Behandlungsplatz zu bekommen. In der MS-Ambulanz der Uniklinik werden zurzeit sehr viele Patienten behandelt, und es ist sehr schwierig, an Behandlungstermine zu kommen. Das könnte beim niedergelassenen Neurologen einfacher sein. Daher möchte ich versuchen, in seiner Praxis unterzukommen.

Als wir die MS-Ambulanz verlassen, laufen wir wieder an den Plakaten zum Welt-Hirntumor-Tag vorbei. Wieder denke ich, dass ich doch ganz schön Glück gehabt habe! Hätte ich einen Hirntumor, dürfte ich nicht darüber nachdenken, ob ich nun ein Kind bekommen möchte oder nicht.

Wir steigen ins Auto und schauen uns an. »Na dann, legen wir mal los«, grinst mich Paul an.

»Paul, zwei Monate haben wir nur. Zwei Monate! Was machen wir, wenn es nicht sofort klappt?«

»Wieso soll das denn nicht klappen? Lass uns nicht unsere Kraft und Gedanken verschwenden für etwas, das vielleicht gar nicht eintrifft. Du wirst sehen, das geht ruckzuck!«

Drei Wochen später halte ich den positiven Schwangerschaftstest in den Händen.

KAPITEL 8

Paul und ich sitzen gemeinsam auf dem Rand der Badewanne und betrachten die zwei Striche auf dem Schwangerschaftstest. Zwei Striche, das bedeutet schwanger. Es hat geklappt! Sofort macht sich in mir eine unglaubliche Zuversicht breit.

Das hat jetzt alles so sein sollen, denke ich. Das ist der Weg, der für mich bestimmt ist. Ohne die multiple Sklerose wäre ich jetzt niemals schwanger geworden. Jetzt bin ich es. Das ist das Zeichen, dass alles gut werden wird.

Paul schaut mich triumphierend an. »Hab ich's nicht gesagt? Wir werden direkt schwanger. Da, zwei Striche. Zack!«

Beide laufen wir den ganzen Tag mit einem Dauergrinsen herum. Ich rufe bei meiner Frauenärztin an und vereinbare einen Termin in der kommenden Woche. Noch sei es zu früh und man könne wahrscheinlich nichts sehen, meint die Sprechstundenhilfe am Telefon.

Die Welt steht still, und ich werde von meinem unendlichen Glück durch den Tag getragen. Ich bin aufgrund der MS-Diagnose noch krankgeschrieben und kann mich voll und ganz diesem Gefühl hingeben. Paul arbeitet im Homeoffice und muss nur einmal die Woche nach München zu seinem Arbeitgeber fahren, daher haben wir immer mal kleine Päuschen für uns, in denen wir eifrig Pläne für die Zukunft schmieden.

Parallel beschäftige ich mich sehr viel mit speziellen Ernährungsformen, die sich positiv auf die multiple Sklerose auswirken sollen, und mit alternativen Heilmethoden im Allgemeinen. Alternativmedizin hat mich immer schon interessiert, und bei einer Erkältung oder anderen Beschwerden gehe ich erst einmal zu meiner Heilpraktikerin. Das bedeutet nicht, dass ich mich komplett gegen die MS-Medikamente entschieden habe. Ich möchte nur einfach wissen, ob und wenn ja, welche Alternativen es gibt. Oder ob bereits Erfahrungen zur Kombination von Schulmedizin und alternativen Heilmethoden existieren. Ich finde im Internet und in Buchhandlungen die unterschiedlichsten Ansätze, mal wird Vollwertkost, mal Rohkost empfohlen und wieder ein anderes Mal der Verzicht auf Fleisch. Es gibt zahlreiche Heilpraktiker, die Therapien gegen die MS anbieten und die schulmedizinischen Ansätze verteufeln, aber auch genauso viele Neurologen, die dies wiederum mit den alternativen Heilmethoden tun. Es sind so unglaublich viele und verschiedene Heilungsansätze, dass ich sie alle gar nicht erfassen, geschweige denn mich für einen Ansatz entscheiden kann. Inzwischen habe ich auch einen Termin bei dem ehemaligen Leiter der MS-Ambulanz. Ich brauche ja jemanden vom Fach für die Zukunft, Schwangerschaft hin, Schwangerschaft her. Hoffentlich ist er alternativen Methoden gegenüber nicht völlig abgeneigt.

Bei meinen Recherchen bin ich auch auf die Deutsche Multiple Sklerose Gesellschaft gestoßen, die zahlreiche Beratungsangebote für MS-Patienten und Erste Hilfe bei einer frischen Diagnose anbietet. Als ich dort anrufe, wird mir geraten, mich erst einmal mit anderen MS-Patienten auszutauschen.

»Wir haben MS-Patienten, die einen Telefondienst für Neuerkrankte anbieten. So bekommen Sie zu jemandem Kontakt, der schon länger mit der multiplen Sklerose lebt und von seinen Erfahrungen berichten kann«, sagt mir die Ansprechpartnerin am Telefon. Ich lasse mir sofort die Telefonnummer geben und wähle sie mit klopfendem Herzen. Es meldet sich eine freundliche Stimme, Irene. Sie ist die erste MS-Patientin überhaupt, mit der ich Kontakt habe. Irene ist 52 Jahre alt und hat seit 25 Jahren multiple Sklerose. Ihre Stimme und ihre ruhige, freundliche Art sind mir auf Anhieb sympathisch. Sie fragt mich direkt, seit wann ich MS habe.

»Ich habe die gesicherte Diagnose *Schubförmige multiple Sklerose* vor drei Wochen bekommen«, erzähle ich Irene.

»Na, dann sage ich mal: Willkommen im Klub!«, antwortet sie, schiebt aber sofort nach: »Auch wenn es natürlich schöner wäre, nicht dazuzugehören.«

Ich frage Irene nach ihren Erfahrungen mit MS-Medikamenten. Da hat sie einiges zu berichten.

»Also, ich habe zunächst über zehn Jahre lang Immunsuppresiva gespritzt. Die gehören ja zur Basismedikation. Aber leider habe ich die überhaupt nicht gut vertragen. Ich habe davon starke Kopfschmerzen bekommen und mich nach den Spritzen immer grippekrank gefühlt. Außerdem habe ich mit der Zeit eine starke Aversion gegen die Spritzen bekommen. Dann habe ich auf ein anderes Medikament gewechselt, das man nicht täglich spritzen muss. Aber davon habe ich starke Hautprobleme bekommen. Ich hatte Rötungen und Hautknötchen am ganzen Körper. Das ging irgendwann auch nicht mehr. Nun bekomme ich seit über fünf Jahren zweimal im Jahr anstatt der Basistherapie eine Stoßtherapie mit Kortison. Das dämmt die Entzündungstätigkeit meines Körpers ein, und damit komme ich gut klar.«

»Puh«, entfährt es mir, »zweimal im Jahr Kortison? Hast du denn keine Bedenken, dass das dauerhaft schädlich für deine Nieren und deine Leber ist?«

»Weißt du, Julia, ich habe eigentlich keine andere Wahl«, sagt Irene. »Wenn ich gar nichts nehme, habe ich neue Schübe.

Daher muss ich irgendwas machen. Es gibt immer Personen, die die Medikamente verteufeln, aber mir helfen sie. Meist sind das übrigens Menschen, die selbst nicht krank sind. Dann ist es immer leicht, gegen Medikamente zu sein. Ich lasse regelmäßig meine Werte checken, und solange alles im grünen Bereich ist, werde ich die Medikamente weiterhin nehmen. Denn jedes Jahr zwei oder drei Schübe mit Einschränkungen zu haben ist auch keine Alternative. Irgendwann werden die Medikamente zum Alltag. Du gewöhnst dich an sie und bemerkst sie nicht mehr, außer du hast stärkere Nebenwirkungen. Und dann bist du ihnen dankbar, weil sie dir helfen.«

Ich bin sehr froh, dass ich mich mit Irene austauschen konnte. Am liebsten würde ich regelmäßig mit ihr sprechen, aber sie bietet nur diese Erstinformation via Telefon an. »Das wird mir sonst zu viel«, erklärt sie ruhig und freundlich. Und das kann ich natürlich auch verstehen. Auch Irene muss mit ihren Kräften haushalten. Irgendwie ist es noch einmal etwas anderes, mit jemandem zu sprechen, der quasi in der gleichen Situation ist. Sie hat mir wirklich etwas die Angst vor den Medikamenten genommen. Auch wenn ich immer noch nicht sicher weiß, ob ich mich auf sie einlassen will. Die Aussicht, für den Rest meines Lebens eine Substanz zu spritzen, die neben dem Wirkstoff auch zu Nebenwirkungen führt, finde ich immer noch nicht attraktiv. Aber zum Glück habe ich ja durch die Schwangerschaft etwas Zeit gewonnen. Vielleicht gibt es ja schon neue Medikamente nach meiner Schwangerschaft und Stillzeit.

Ich spreche viel mit Paul über die unterschiedlichen Möglichkeiten, und er sichert mir zu, dass er mich, egal für welchen Weg ich mich entscheide, unterstützen wird. Ich bin so froh, dass ich meinen Paul an meiner Seite habe. Natürlich ist es trotzdem nicht einfach, sich mit der Krankheit auseinanderzusetzen. Aber es ist eine immense Erleichterung, dass ich mich zusätzlich zu meiner Diagnose nicht auch noch um meinen Mann kümmern muss, weil er mit meiner Diagnose nicht klarkommt.

Und zwischendurch, wenn mir alles zu viel wird, stöbere ich im Internet nach Babynamen und erfreue mich an der anzuschaffenden Babyausstattung. Noch kaufe ich nichts, aber die Aussicht, mich ganz bald intensiv damit beschäftigen zu dürfen, dass ich Mama werde, verschafft mir unglaublichen Auftrieb.

Endlich ist der Tag gekommen, an dem ich meinen Frauenarzttermin habe. Paul kann leider nicht mitkommen, da er heute in München ist. Ich bin total aufgeregt, konnte bisher noch nichts essen und zähle die Minuten. Im Wartezimmer sitzen ausschließlich Frauen mit riesigen Bäuchen. Ist heute Schwangerensprechstunde? Oder fallen mir schwangere Frauen jetzt einfach viel mehr auf? Auch im Straßenverkehr habe ich heute schon zig Frauen mit dicken Bäuchen gesehen. Oder verhält es sich mit einer Schwangerschaft genauso wie mit der multiplen Sklerose? Dr. Karl hatte mich vorgewarnt, dass es plötzlich so sei, als kenne jeder jemanden, der ebenfalls die Krankheit habe: »Sie werden sehen, es gibt viel mehr Frauen und Männer, die mit der MS leben, als Sie vermuten. Man sieht es den Patienten ja meistens gar nicht an, dass sie diese Krankheit haben. Und das sollte Ihnen auch Mut machen, denn nicht jeder Verlauf endet in zig Schüben und Bewegungseinschränkungen.«

Als ich endlich bei meiner Frauenärztin im Behandlungszimmer bin, erzähle ich ihr meine ganze Geschichte.

»Na, dann schauen wir doch direkt mal, ob es geklappt hat«, sagt sie. Und kurze Zeit später sehe ich auf dem Bildschirm ein kleines Herzchen pochen. Mir schießen sofort die Tränen in die Augen. Es ist Wirklichkeit. Ich bin schwanger. Ich erwarte ein Kind! Dieses pochende kleine Herzchen ist Realität. Die Tränen laufen an meinen Wangen herunter. Am liebsten würde ich den ganzen Tag hier sitzen bleiben und auf den Bildschirm schauen.

»Sie sind in der achten Woche. Das ist noch sehr früh, aber bisher hat sich alles normal entwickelt«, klärt mich meine Frauenärztin auf. Natürlich habe ich noch ein paar Fragen zur Schwangerschaft im Allgemeinen und zur Schwangerschaft mit MS im Besonderen. Aber meine Frauenärztin kann mich beruhigen: »Schwangerschaften mit Ihrer Erkrankung gelten nicht als Risikoschwangerschaften, denn der Fötus wird nicht gefährdet. Ich habe bisher beobachtet, dass es meinen Patientinnen mit MS meistens besser geht. Ich hatte noch keine, die schwere Schübe während der Schwangerschaft hatte. Sie können sich in den kommenden Wochen ganz normal verhalten und bewegen wie jede andere Schwangere auch. Genießen Sie es! Sie haben unglaubliches Glück gehabt, denn ich habe so viele Patientinnen, die unbedingt schwanger werden wollen, bei denen es aber einfach nicht klappen will. Nur bei sehr wenigen Frauen klappt es gleich beim ersten Versuch. Ich würde sagen, Sie haben sehr großen Grund zur Freude.«

Bevor ich die Praxis verlasse, bekomme ich meinen Mutterpass mit dem ersten Ultraschallbild. Ich habe jetzt einen Mutterpass! Wie mit einer kleinen Trophäe stolpere ich mit ihm auf die Straße, um direkt Paul anzurufen. Ich berichte ihm aufgeregt, dass alles in Ordnung ist, und schicke ihm sofort das Foto vom ersten Ultraschallbild. Dabei laufe ich fast vor ein Auto! Ich bekomme nichts mehr mit, ich bin so aufgeregt, glücklich und dankbar, dass ich völlig neben mir stehe. Zum Glück ist der Autofahrer achtsamer. Kopfschüttelnd fährt er weiter.

KAPITEL 9

In den folgenden Tagen ist alles wie immer und dann auch wiederum gar nichts wie sonst. Mein ganzes Leben hat sich verändert, und ich warte auf den großen Gong, das Signal von außen, dass nun alles anders wird. Aber der Alltag und das Leben gehen weiter, und ich versuche, mich irgendwie damit zu arrangieren. Der große Gong bleibt aus. Menschen, die mich nicht näher kennen, können noch nicht einmal erahnen, dass bei mir etwas anders ist, denn ich sehe ja nicht krank aus. Und auch noch nicht schwanger. Meine Freunde und Familie versuchen, in Bezug auf die MS so normal wie möglich mit mir umzugehen. Denn das ist ja auch das, was ich möchte. Ich möchte nicht, dass sie mich jetzt mit Samthandschuhen anfassen. Sie müssen auch nicht die eine perfekte Hilfe für mich parat haben. Es reicht auch einfach, wenn sie mich fragen, was mir guttut. Woher sollen sie das auch wissen? Ich wüsste es nicht, wäre ich in ihrer Situation. Von der Schwangerschaft erzähle ich nichts, denn ich habe mit Paul zusammen beschlossen, dass wir erst die kritischen drei Monate abwarten wollen. Falls das Kind sich vorzeitig von Paul und mir verabschieden sollte, möchte ich nicht diejenige sein, die von allen bemitleidet wird, weil sie neben der Krankheit auch noch ihr Kind verloren hat. Das wäre zu viel für mich und möchte ich in diesem Fall nur mit Paul und mir allein ausmachen. Und so wissen sie alle noch gar nichts von dieser unglaublichen Neuigkeit, und ich muss mich sehr zusammenreißen, mich nicht zu verplappern. Manchmal habe ich das Gefühl, dass ich gleich platze!

Ich merke, dass ich den ein oder anderen Freund mit meiner offenen Art, mit der multiplen Sklerose umzugehen, überfordere.

»Ich werde doch nicht sterben!«, sage ich dann. »Ich habe MS. Das ist megascheiße, aber damit kann ich leben. Und der Verlauf meiner MS muss nicht aggressiv sein.« Nach diesen Gesprächen melden sich einige dann leider auch nicht mehr bei mir. Aber ich habe keine Energie, ihnen hinterherzutelefonieren. Ich muss andere Leute nicht davon überzeugen, dass die MS nicht schlimm ist. Warum sie solche Berührungsängste haben, verstehe ich nicht. Jedenfalls können sie keine echten Freunde sein, wenn sie mich in so einer Situation allein lassen. Und auch bei Pauls Bekannten und Freunden kommt es zu diesem Phänomen. Viele melden sich überhaupt nicht. Wenn sie sich melden, dann erkundigen sie sich nach mir. Wie es ihm in dieser Situation geht, erfragen sie leider nicht.

Ich habe das Bedürfnis, mich mit anderen schwangeren Frauen oder Mamas, die MS haben, auszutauschen, aber es gibt leider keinen entsprechenden Gesprächskreis oder Ähnliches. Daher suche ich im Internet, habe aber leider keinen Erfolg. Meine Freundin Steffi gibt mir die Kontaktdaten einer weiteren Freundin von ihr, die MS und Kinder hat. Ich schreibe sie via Facebook an, aber ich bekomme nur eine kurze Rückmeldung von ihr, dass die Schwangerschaften problemlos verlaufen seien. Ein richtiger Austausch kommt nicht zustande. Sie hat mittlerweile zwei Kinder und neben Beruf und Haushalt alle Hände voll zu tun. Immer wieder bekomme ich in diesen Tagen von Freunden Adressen und Telefonnummern von Personen zugesteckt, die ebenfalls an multipler Sklerose erkrankt sind. Aber mit niemandem kommt wirklich ein Gespräch zustande.

So bin ich sehr froh, als ich endlich meinen Beratungstermin bei der Deutschen Multiple Sklerose Gesellschaft habe. Meine Ansprechpartnerin, Frau Schmidt-Kuhlenberg, eine resolute Mittfünfzigerin mit einem warmen Lachen und einem breiten hessischen Akzent, hört sich geduldig meine Fragen an und klärt mich umfassend über das Angebot der Gesellschaft auf: Selbsthilfegruppen, Sportangebote, Beratung und Symposien. Sie ermuntert mich, demnächst einmal zu einer Selbsthilfegruppe zu gehen, die sich in der Nähe trifft. Außerdem rät sie mir, mich beim Integrationsfachdienst der Stadt zur Vereinbarung meiner Erkrankung mit dem Berufsleben zu informieren.

»Die Mitarbeiter können Sie auch bei der Beantragung einer Schwerbehinderung unterstützen. Das wäre wichtig für Sie, Frau Hubinger.«

Darüber habe ich mir noch keine Gedanken gemacht. Schwerbehinderung?

»Ich habe doch ›nur‹ das Kribbeln«, sage ich.

Aber Frau Schmidt-Kuhlenberg betont, dass es nicht falsch sein könne, in meiner Situation meine Rechte und Pflichten zu kennen, und erklärt mir, dass es für Schwerbehinderte zum Beispiel einen erweiterten Kündigungsschutz gibt. Das bedeutet nicht, dass sie gar nicht kündbar sind, sondern dass bei einer Kündigung das Integrationsamt hinzugezogen werden muss. So sind Schwerbehinderte vor Willkür aufgrund ihrer Erkrankung geschützt. Auch können sie nicht so leicht betriebsbedingt gekündigt werden, da es für sie oft nicht einfach ist, einen neuen Job zu finden.

»Wissen Sie, Frau Hubinger, es gibt die unterschiedlichsten Reaktionen auf so eine Erkrankung seitens des Arbeitgebers. Wir haben die Erfahrung gemacht, dass Patienten, denen es durchaus gut ging, aus dem Job richtiggehend herausgemobbt wurden. Da ist es gut, vorher Bescheid zu wissen, wie Ihre Rechte sind. Außerdem wissen Sie ja noch gar nicht, wie es Ihnen in den nächsten Wochen und Monaten ergehen wird. Vielleicht kommt es schon zum nächsten Schub und Ihre Krankschreibung verlängert sich weiterhin. Oder Sie haben plötzlich mit einer Fatigue zu kämpfen und können nicht mehr ohne Weiteres mehrere Stunden am Stück arbeiten. Der Integrationsfachdienst kann Ihnen im Fall der Fälle auch bei der Suche nach einem für Sie passenden Arbeitsplatz helfen.«

»Aber ich arbeite doch selbst bei einer Krankenversicherung, ich kann mir gar nicht vorstellen, dass ich dort auf so viel Ablehnung stoßen werde«, setze ich dagegen.

»Trotzdem, Frau Hubinger, Sie ahnen ja gar nicht, was es da alles gibt. Ich empfehle Ihnen wirklich, ein Beratungsgespräch in Anspruch zu nehmen. Dann wissen Sie zumindest, an wen Sie sich wenden können, wenn es Stress gibt.«

Damit hat sie mich überzeugt, und patent wie sie ist, vereinbart sie direkt einen Beratungstermin für mich.

Heute gehen Paul und ich zu einem Treffen der Selbsthilfegruppe für Multiple-Sklerose-Patienten und ihre Angehörigen. Ich hoffe, dass ich dort vielleicht Menschen kennenlerne, mit denen ich mich über die Behandlungsmöglichkeiten, deren Nebenwirkungen und meine Gefühle austauschen kann. Ich bin zugegeben ein wenig aufgeregt, denn es ist mein erstes Aufeinandertreffen mit anderen »MSlern«. Wie werden die wohl drauf sein? Was werden sie erzählen? Was werden sie von mir denken?

Als wir im Gruppenraum ankommen, sind alle anderen schon da. Insgesamt vier Erkrankte sind da, drei davon Frauen, eine hat ebenfalls ihren Mann mitgebracht. Von den Frauen ist eine in meinem Alter, alle anderen sind älter. Bloß eine der Frauen braucht einen Stock zum Gehen, ansonsten würde man es keiner Person im Raum ansehen, dass sie an MS erkrankt ist. Die Selbsthilfegruppe wird von Karin, einer der älteren Frauen, geleitet und findet einmal im Monat statt. Es steht den Anwesenden völlig frei, worüber sie reden möchten. Wir stellen uns kurz vor, und das Gespräch beginnt, indem alle erzählen, wie es ihnen geht. Und es geht ihnen nicht gut: Die Medikamente haben zu starke Nebenwirkungen, das heiße Wetter setzt allen zu. Mia, die Frau, die ungefähr in meinem Alter ist, hat aufgrund der MS Probleme im Job.

Dann bin ich an der Reihe und erzähle, dass ich erst vor Kurzem die Diagnose erhalten habe. Fünf Augenpaare schauen mich betreten an. Als ich von meinen Symptomen erzähle, kommen mir diese harmlos im Gegensatz zu den Themen der anderen vor. Auch hier berichte ich nicht von meiner Schwangerschaft. Aber trotzdem kommt plötzlich das Thema auf. Mia betont, dass sie mit dieser Diagnose niemals schwanger werden wolle.

»Das tue ich meinen Kindern auf keinen Fall an!«

Ich frage Mia, was genau sie ihren Kindern nicht antun wolle.

»Na, dass sie eine kranke Mutter haben. Außerdem weiß ich doch gar nicht, ob ich mich immer um sie kümmern kann«, antwortet sie.

»Aber ist das denn so schlimm? Gesunde Menschen können doch auch von heute auf morgen ausfallen. Schlimm erkranken, einen Unfall haben oder andere Dinge. Gesunde Menschen machen sich doch im Vorfeld auch keine Gedanken darum, was sein könnte. Außerdem kannst du doch trotzdem eine gute Mutter sein«, entgegne ich.

Daraufhin zählt mir Mia auf, welche Dinge sie wegen der MS nicht mehr machen kann. Sie kann nur noch kurze Strecken zu Fuß laufen und zum Beispiel nicht mehr mit ihren Freundinnen in der Stadt gemütlich shoppen gehen. Oft hat sie Nervenschmerzen, die sie gerade abends im Bett plagen, und insgesamt ist sie sehr schnell müde. Und sie berichtet, wie schlecht es ihr an manchen Tagen geht. Außerdem finde sie mit der Erkrankung auch keinen Mann. Die seien alle überfordert. Daher stehe das Thema Kinder zurzeit eh nicht zur Debatte.

Irgendwie zieht mich das Gespräch total runter. Ich hatte gehofft, hier neue Anreize und Wege zu finden. Aber die anderen sprechen ausschließlich über all die Dinge, die nicht mehr gehen. Wie sie von der MS eingeschränkt werden. Und das läuft komplett gegen meine momentane Einstellung, den Kopf jetzt nicht in den Sand zu stecken, sondern trotzdem positiv in die Zukunft zu blicken. Insbesondere das Kinderthema hat mich natürlich getroffen. Ich habe keine Ahnung, wie ich über die Krankheit denken werde, wenn ich durch sie weiter eingeschränkt werde, aber jetzt möchte ich nach vorne blicken.

Gehe ich zu leichtfertig an diese Geschichte ran? Hätte ich mich vorher viel mehr informieren müssen? Ich trage die Verantwortung ja nicht mehr nur für mich, sondern auch für mein Kind. Bin ich eine schlechte Mutter, weil ich multiple Sklerose habe? Ich verstumme mehr und mehr und versinke in meinen Gedanken.

Paul merkt, wie ich resigniere. Daher versucht er, das Gespräch in eine andere Richtung zu lenken. Er fragt, ob jemand Erfahrung mit alternativen Heilmethoden habe. Ob sie sich schon mit Ernährung beschäftigt hätten.

»Ich verzichte auf gar nichts! Ich rauche, trinke mein Bier und esse alles, auf das ich Lust habe!«, sagt Klaus, der erkrankte Mann, der bisher nur wenig beigesteuert hat. »Ich lass mir durch die MS ja vieles nehmen, aber nicht mein Essen. Das wäre ja noch schöner! Das sehe ich gar nicht ein.«

Silvia und ihr Mann Jürgen, der sie begleitet, nicken heftig. Anscheinend sind sie derselben Meinung.

»Das hilft doch alles nichts«, sagt die blonde Mittvierzigerin. »Das ist eine unberechenbare Krankheit, da kann man selbst gar nichts gegen tun. Ich habe schon so viel versucht: Akupunktur, Meditation, Kügelchen. Hat alles nichts geholfen, und daher probiere ich auch nichts mehr aus.«

»Aber insbesondere beim Essen hat sich doch gezeigt, dass Menschen, die zum Beispiel die Evers-Diät über Jahre einhalten, weniger Symptome haben. Findet ihr das nicht interessant?«, möchte ich wissen.

»Was ist denn die Evers-Diät?«, fragt mich Jürgen.

»Das ist eine Diät, bei der man Nahrungsmittel so natürlich wie möglich und so frisch wie möglich zu sich nimmt. Man verzichtet auf alle Zusätze, kocht und isst möglichst frisch, verwendet keine Fertigprodukte und verzichtet außerdem auf das Rauchen, Kaffee, Kakao, Tee, Zucker, Süßstoffe und am Anfang auch erst mal auf Fleisch und Fisch.«

»Na, da bleibt ja nicht mehr viel übrig«, stellt Jürgen fest.

»Doch, Gemüse, Obst, Nüsse, Körner, Eier. Milch ist auch erlaubt«, antworte ich.

»Aber schmecken tut das doch alles nicht. Nee, mir setzt die MS schon zu sehr zu, da will ich mir den Spaß am Essen nicht nehmen lassen«, winkt Silvia ab.

Ich gebe es auf. Schließlich muss ich die anderen nicht bekehren. Jeder ist für sich selbst verantwortlich. Am Ende der Stunde verlassen Paul und ich den Treffpunkt und laufen erst einmal schweigend nebeneinander her zum Auto. Irgendwann sage ich: »Also, da will ich nicht wieder hin. Die ziehen mich nur runter. Das ist nicht mein Weg.«

»Finde ich auch. Das ist zu negativ für uns«, antwortet Paul. Und damit ist das Thema Selbsthilfegruppe für uns beide beendet.

KAPITEL 10

Drei Wochen später habe ich meinen ersten Termin in der neurologischen Praxis des ehemaligen Leiters der MS-Ambulanz. Es ist eine ganz neue Praxis, die zum Glück eine Klimaanlage hat, denn es ist wieder ein unglaublich heißer Tag. Diese Hitze vertrage ich überhaupt nicht mehr. Es ist, als würde ich sie anders spüren als vor meinem Schub. Mein ganzer Körper kribbelt und vibriert, und ich nehme ihn viel intensiver wahr. Darüber hinaus macht mich die Hitze träge. Meine Arme und meine Beine fühlen sich schwerer an, es ist anstrengender, sie zu heben. Das Einzige, an das ich denken kann, ist: Mir ist heiß. Zu heiß. Zum Glück begleitet Paul mich auch zu diesem Arzttermin.

Irgendwie hatte ich mir Dr. Weber etwas älter und gesetzter vorgestellt. Er ist schätzungsweise Mitte vierzig, und ich merke schnell, dass ich mit meiner Diagnose für ihn Alltag bin. Er spricht über die Basistherapie, deren Beginn er mir direkt nach der Geburt empfehle, da die Schubrate zu diesem Zeitpunkt erhöht sei. Aber dann könne ich natürlich das Baby nicht stillen. Zumindest nach dem Stand heute. Ich frage ihn, ob ich mir Gedanken machen sollte, dass ich so kurz vor der Schwangerschaft Kortison bekommen habe, aber er verneint kurz und knapp. Natürlich mache ich mir trotzdem meine Gedanken dazu und bete, dass mein kleiner Bauchzwerg davon keinen Schaden nimmt.

Wir sprechen auch darüber, wie es mir geht. Dr. Weber sagt mir, dass meine Symptome vergleichsweise harmlos, aber aufgrund der Läsionen ernst zu nehmen seien. Das verstehe ich nicht und hake nach.

»Es gibt einen Richtwert, ab wann man mit einer Medikation bei der multiplen Sklerose beginnt. Dieser liegt bei zehn

Läsionen. Liegen Sie darunter, wartet man ab, ob die Läsionen überhaupt mehr werden. Liegen Sie darüber, ist eine Medikation angeraten, da davon auszugehen ist, dass es mehr werden.«

»Und wie viele habe ich? Habe ich mehr als zehn?«, frage ich. Gleichzeitig wird mir bewusst, dass ich das gar nicht weiß. Sollte ich das wissen? Müsste ich mehr bei den Ärzten nachfragen und nachhaken, damit ich alles verstehe? Es geht doch um meinen Körper. Um mich. Da sollte ich darüber doch besser im Bilde sein.

Dr. Weber schaut in meine Akte und antwortet kurz und knapp: »Ja, Sie liegen darüber.«

BÄM! So war mir das noch gar nicht bewusst: Es sind so viele Läsionen in meinem Hirn und meinem Rückenmark?! Ein Wunder, dass ich sie gar nicht so stark spüre. Irgendwie hatte ich bis jetzt gehofft, dass es nur ganz wenige sind. Dass das ein Anzeichen für eine milde Form der MS bei mir ist. Keine Ahnung, was ich mir genau vorgestellt habe. Vielleicht, dass es so wenige sind, dass ich niemals Medikamente brauche? Aber mehr als zehn, das hört sich schon wieder nach einer richtig schlimmen Erkrankung an. Daher frage ich meinen Arzt, ob er mir mit den Ergebnissen eine Prognose für die Zukunft geben könne?

»Natürlich kann ich Ihnen das nicht hundertprozentig voraussagen. Es sieht so aus, als würde es bei Ihnen nicht besonders schwer verlaufen. Schließlich haben Sie einen wirklich dicken Entzündungsherd im Rückenmark auf Höhe des Nackens. Damit kann manch anderer Patient schon nicht mehr laufen. Aber gerade aufgrund dieses Herds würde ich sagen, dass Sie die MS in den nächsten zehn Jahren auf jeden Fall spüren werden.«

»Was heißt das?«, möchte ich wissen.

»Das Rückenmark ist per se schon mal eine ungünstigere Stelle für Läsionen als das Hirn, denn dort ist nicht viel Platz, und alle Nerven für Arme, Hände, Rumpf, Beine und Füße müssen da durch. Sind hier Läsionen, werden die Nerven sehr schnell betroffen. Im Gehirn ist oftmals einfach mehr Platz. Da kann es dann schon eher sein, dass man eine neue Läsion hat, davon aber gar nichts mitbekommt. Dann kommt es natürlich auch noch darauf an, auf welcher Höhe des Rückenmarks sich die Läsionen befinden. Sitzen sie eher tief, sind schon mal weniger Nerven betroffen. Ihre Läsion sitzt dagegen gleich zu Beginn des Rückenmarks, wo noch alle Nerven für den Rest des Körpers durchmüssen. Das bedeutet, dass der Rest des Körpers auch tendenziell schneller betroffen ist. Daher kommen zum Beispiel auch Ihre Missempfindungen in den Händen.«

Na, das hört sich ja großartig und vielversprechend an! Ich verfalle innerlich ein wenig in Panik. Andere Leute können mit meiner Läsion im Rückenmark schon nicht mehr laufen! Hilfe!

Paul will wissen, wie es jetzt weitergeht.

»Wenn es Ihrer Frau in der Schwangerschaft gut geht und sie keinen neuen Schub hat, dann sehen wir uns nach der Geburt für die Medikation«, antwortet Dr. Weber ganz gelassen. Er hat gar nicht bemerkt, dass er mich mit seiner Aussage sehr verunsichert hat. Aber mein Paul hat es natürlich bemerkt und macht daher weiter für mich. Er fragt den Neurologen, ob es eine Sicherheit gäbe, dass die Erkrankung mit der Medikation stehen bleibe. Dr. Weber verneint erwartungsgemäß. Das hatten wir schließlich auch schon selbst nachgelesen. Dann möchte Paul die Meinung des Neurologen zu alternativen Heilmethoden wissen. Schließlich habe er schon sehr viele Patienten mit multipler Sklerose kennengelernt und begleitet und könne uns vielleicht ein paar Tipps geben. Mit der nun folgenden Reaktion hatten wir nicht gerechnet.

»Frau Hubinger, Herr Hubinger, wenn Sie Alternativen einsetzen möchten oder die Basistherapie durch diese ersetzen wollen, dann werde ich Sie nicht weiter behandeln. Dann fordere ich Sie auf, meine Praxis zu verlassen! Das bringt alles nichts, und ich habe keine Zeit und keine Nerven dafür, mich mit störrischen und fahrlässigen Auffassungen auseinanderzusetzen!«

Huch! Der Mann findet klare Worte! Paul und ich schauen uns an, dann schauen wir ihn an, und ich sage: »Dann verlassen wir jetzt wohl Ihre Praxis. Ich will mich zumindest zu begleitenden alternativen Heilmethoden mit meinem Neurologen austauschen können.«

Er grinst uns an und wünscht uns noch einen schönen Tag.

Ich kann es einfach nicht verstehen: Warum ist der Neurologe bei der Frage nach Alternativen direkt so barsch geworden? Ich bin doch diejenige, die mit dieser Krankheit leben muss. Ich bin eine mündige und erwachsene Frau, die versucht, das Für und Wider aller Möglichkeiten abzuwägen, um die für sie richtige Entscheidung zu treffen. Ich möchte verstehen und vor allem hinter meiner Entscheidung stehen. Und dafür muss ich doch zumindest alle Optionen kennen. Ich bin Medikamenten gegenüber doch nicht per se negativ eingestellt, aber ich möchte das Optimum an Behandlungsmöglichkeiten für mich herausholen. Und bisher konnten mir weder die Ärzte in der Klinik noch die MS-Gesellschaft oder der niedergelassene Neurologe die Sicherheit geben, dass meine multiple Sklerose mit der Standardtherapie zum Stehen kommt. Daher möchte ich gern ein ehrliches Gespräch mit einem Spezialisten führen können, welche Therapie am aussichtsreichsten für mich ist. Aber um diesen Gesprächspartner zu finden, muss ich wohl noch etwas suchen. Durch die Schwangerschaft habe ich zum Glück etwas Zeit gewonnen für diese Suche.

Um einen Neurologen zu finden, der mich in der Schwangerschaft begleitet, aber mir trotzdem den Freiraum gibt, mich mit Alternativen zu beschäftigen, telefoniere ich noch einmal mit der Frau Schmidt-Kuhlenberg von der MS-Gesellschaft. Die hessische Frohnatur sagt, dass sie mir eigentlich keine Arztempfehlung geben dürfe. Aber sie versteht mich und schickt mir eine Liste per Mail zu, auf der die Neurologen im Rhein-Main-Gebiet markiert sind, die alternativen Methoden gegenüber etwas offener eingestellt sind. Das sind nicht viele: fünf von über vierzig. Als ich bei ihnen anrufe, um einen Termin zu vereinbaren, merke ich, dass diese sehr beliebt sind. Ich höre, dass ich drei Monate warten muss oder dass der Arzt komplett voll sei und einen Aufnahmestopp habe. Aber endlich ergattere ich einen Termin mit »nur« zwei Monaten Wartezeit. Den nehme ich – halleluja!

Paul findet, dass ich nun endlich mal aufhören solle, ständig im Internet zu recherchieren. Ich solle mich entspannen und an mein Baby denken. Ich hätte schließlich in den letzten Tagen bereits meine Ernährung umgestellt und sehr viel gelesen. Das müsse jetzt auch einmal reichen.

Er hat recht. Mir brummt schon der Kopf von den vielen Informationen, die ich zusammentrage. Und ich versuche, anders zu essen – soweit das geht. Mir ist nämlich dauerübel. Spucken muss ich zwar nicht, aber ich habe das ständige Gefühl, dass ich bald spucken werde. Schon der bloße Gedanke an Essen verdirbt mir zeitweise meinen Appetit.

Ansonsten habe ich bereits gelernt, dass ich am besten nur noch frisch kochen und auf Fertigprodukte verzichten sollte. Es gilt zu testen, wie ich mich fühle, wenn ich alle Zusatzstoffe von meinem Speiseplan streiche. Es gibt auch den Ansatz, ausschließlich Rohkost zu essen, um den Körper optimal mit Nährstoffen zu versorgen. Aber das kann ich mir dauerhaft für mich nicht vorstellen. Das würde ich nie und nimmer durchhalten. Trotzdem versuche ich, so oft es geht Obst und Gemüse in roher Form zu mir zu nehmen. Bei der Hitze ist das natürlich einfach. Insgesamt orientiere ich mich an der Evers-Diät, esse aber zwischendurch auch Fleisch und Fisch. Paul macht zum Glück mit.

»Das wäre ja total bescheuert, wenn ich dir immer gegenübersitzen und etwas anderes essen würde! Dann bekämst du ja immer vorgeführt, was du alles nicht mehr essen darfst. Nein, da mache ich lieber bei deiner Ernährung mit. Das kann für mich doch auch nur gesund sein!«

Und so kochen und probieren wir einen Rohkostsalat nach dem nächsten gemeinsam und sind begeistert, wie lecker zum Beispiel roher Blumenkohl und Brokkoli schmecken. Beim Einkaufen merke ich aber auch, dass meine neue Ernährung viel teurer ist, insbesondere wenn man auf die Qualität der Produkte schaut. Ich sehe nun zu, Obst und Gemüse, aber auch Fleisch in Bio-Qualität zu kaufen. Denn hier ist die Mineralien- und Vitamindichte höher. Bei den Kuhmilchprodukten schaue ich mich ebenfalls nach Alternativen wie zum Beispiel Schafs- und Ziegenmilch um. Im Rahmen der Diät, die ich nun einhalte, sind Kuhmilchprodukte zwar erlaubt, aber ich habe schon in der Vergangenheit gemerkt, dass mir diese Milch nicht so gut bekommt. Aber nicht nur sie, sondern auch Getreide in jeglicher Form. Irgendwie lagere ich von beiden Nahrungsmittelgruppen immer Wasser ein. Esse ich zum Beispiel abends einen Teller Nudeln, habe ich am nächsten Morgen circa zwei Kilo mehr auf der Waage. Das hält sich dann ungefähr zwei, drei Tage, und dann muss ich irgendwann häufiger auf die Toilette gehen, und ich scheide die angesammelte Flüssigkeit wieder aus. Daher versuche ich, meinen Konsum dahin gehend einzuschränken. Das funktioniert ganz gut. Vielleicht liegt das aber auch an der Schwangerschaft: Ich habe zwischendurch unglaublichen Hunger auf Fleisch. Ich träume sogar zeitweise zur Belustigung von Paul von Zwiebelmett, obwohl ich das normalerweise gar nicht esse. Niemals hätte er gedacht, die Worte »Ich will jetzt Zwiebelmett!« aus meinem Mund zu hören. Aber es bleibt bei meinen Träumen, denn rohes Fleisch ist in der Schwangerschaft bekanntlich verboten.

KAPITEL 11

Zum ersten Mal seit meiner Diagnose gehe ich wieder zu meiner Arbeit, um meine Kolleginnen zu besuchen und zu besprechen, wann ich wieder einsteige. Die drei Kolleginnen, mit denen ich mir zusammen ein Büro teile, wissen von meiner multiplen Sklerose. Wir haben in den letzten Wochen regelmäßig telefoniert.

Am Empfang begrüßen mich die Sekretärinnen, die allerdings nicht wissen, was ich habe: »Mensch, Julia, du siehst ja ganz verändert aus! Du hast ja total abgenommen, das sieht aber gut aus. Wow!«

Das ist mir unangenehm. So richtig kann ich mich nicht darüber freuen, denn mir ist noch allzu präsent, welche schrecklichen Stunden dieser Gewichtsabnahme zugrunde liegen. Daher antworte ich: »Na ja, mir ging es zwischenzeitlich nicht ganz so gut. Da konnte ich nicht viel essen.« Vier erschrockene Augenpaare schauen mich an. Aber ich bin nicht in der Stimmung, mich vor den Sekretärinnen zu erklären. Ich weiß noch nicht, ob ich ihnen von der MS erzählen möchte. Vielleicht ist es unfreundlich von mir, sie so im Ungewissen zu lassen, aber die Freiheit nehme ich mir heute einfach. Im Büro warten schon meine Kolleginnen auf mich, und ich freue mich total, sie zu sehen.

»Tja, scheiße!«, sagt Ulli.

»Du sagst es. Richtig große Scheiße! Aber es geht bisher. Nur wie das alles so weitergehen wird, das weiß ich noch nicht. Aber es wird schon. Irgendwie.«

»Super!«, sagt Monika. »Das ist unsere Julia. Das finde ich gut.«

Dann wollen sie alles ganz genau wissen. Wie es im Krankenhaus war, welche Tests gemacht wurden und wie es mir in den letzten Wochen ergangen ist.

Ulli erzählt: »In den Telefonaten vor der Diagnose warst du immer ganz durcheinander. Da hast du fast keinen richtigen Satz aus dir herausbekommen. Du standst komplett neben dir. Aber als du angerufen und erzählt hast, dass es wirklich multiple Sklerose ist, warst du ganz ruhig und klar. Da konnte ich richtig merken, dass es dir guttut, endlich die Diagnose zu kennen.«

Das fasst mein Gefühlschaos der letzten Tage und Wochen ganz gut zusammen. Wir sprechen darüber, was in der Zwischenzeit alles auf der Arbeit passiert ist. Hier ist die Zeit einfach weitergegangen, während mein Leben zum Stillstand kam. Von meiner Schwangerschaft erzähle ich noch nicht. Noch sind die kritischen ersten zwölf Wochen nicht vorüber. Vorher wird nichts verraten.

Natürlich wollen sie wissen, wann ich wieder zur Arbeit komme. Aber darüber muss ich erst noch mit der Personalabteilung sprechen. Bald sind die sechs Wochen Arbeitsunfähigkeit vorbei, die von der Krankenkasse übernommen werden. Ich habe gelesen, dass schwer Erkrankte eine stufenweise Wiedereingliederung in ihren Beruf machen können. Das bedeutet, dass ich nicht direkt wieder in Vollzeit arbeite, sondern stufenweise meine Arbeitszeit erhöhe, um zu schauen, wie ich das Pensum schaffe. Dabei verdiene ich nicht mein volles Gehalt. Aber ich würde den Wiedereinstieg gern nach diesem Modell gestalten. Ich bin mir noch nicht sicher, wie sehr mich die Arbeit schaffen wird. Außerdem ist mir dauerübel von der Schwangerschaft. Das strengt mich an. Daher werde ich kurz bei meiner Personalreferentin vorstellig und schildere ihr mein Anliegen. Zum Glück steht meinem Wunsch nichts im Weg, und ich kann in zwei Wochen mit zunächst der Hälfte der Arbeitszeit beginnen und dann nach meinen Vorstellungen die Stundenzahl erweitern. Ich brauche dafür nur noch eine Bescheinigung von meinem Arzt. Aber das wird kein Problem sein.

Zurück in meinem Büro, laufe ich unserem Vorstandsvorsitzenden in die Arme. Ich arbeite normalerweise eng mit ihm zusammen. Er nimmt mich direkt in die Arme und drückt mich fest.

»Ich bin froh, dich zu sehen.«

Wenn er emotional wird, verfällt er immer ins Du. Normalerweise lasse ich mich bei der Arbeit nicht einfach so duzen. Aber bei ihm macht mir das in diesem Falle nichts aus. Ich weiß, dass die Frau eines sehr guten Freundes von ihm ebenfalls multiple Sklerose hat. Ihr geht es allerdings nicht so gut, und sie hat er auch vor Augen, wenn ich so vor ihm stehe. Jahrelang hat er ihren körperlichen Verfall mitbekommen. Darüber sprechen wir. Aber auch darüber, dass es bei mir nicht so sein muss. Beide haben wir dabei Tränen in den Augen. Zum Schluss verspricht er mir, mir zu helfen, falls ich Hilfe benötigen sollte. Das rührt mich sehr. Als ich sein Büro verlasse, renne ich schnell zur Toilette, schließe mich ein und lasse meinen Tränen freien Lauf.

Ich weiß nicht, wie lange ich weinend auf der Toilette bin. Irgendwann habe ich mich wieder gefasst und kehre zu meinen Kolleginnen zurück, die sich schon gewundert haben, wo ich stecke. Natürlich sehen sie mir an, dass ich geweint habe. Daher verstehen sie auch, dass ich mich nun von ihnen wieder verabschieden und etwas Zeit für mich möchte. Bald sehen wir uns ja schon wieder. Und wenn ich zurückkehre und immer noch alles gut mit meinem Bauchzwerg ist, dann habe ich schon die nächste Neuigkeit in meinem Leben für sie.

KAPITEL 12

Ich habe mich auf Anraten meines Hausarztes dazu entschieden, Blutuntersuchungen machen zu lassen, um festzustellen, auf welche Lebensmittel mein Körper möglicherweise negativ reagiert und wie er mit Vitaminen und Nährstoffen versorgt ist, nachdem ich meine Ernährungsweise umgestellt habe. Schließlich möchte ich auch meinem Bauchzwerg einen optimalen Start ins Leben ermöglichen, und der Zwerg kann nur gut versorgt werden, wenn ich es ebenfalls bin. Daher war ich heute zur Blutabnahme und muss nun drei Wochen warten, bis alle Ergebnisse da sind. Bevor ich mich zu diesem Schritt entschlossen habe, habe ich auch noch einmal bei meiner Krankenkasse versucht, eine Kostenübernahme zu erreichen. Aber damit war ich nicht erfolgreich. Ich lerne, dass bei meiner Erkrankung diese Tests nicht zur offiziellen Behandlungsempfehlung gehören. Daher stehen sie auch nicht im Katalog der Untersuchungen, die übernommen werden. Es wird bei Weitem nicht die letzte Untersuchung sein, die ich in Zukunft aus eigener Tasche bezahle – aber das ist mir zu diesem Zeitpunkt nicht bewusst.

Nach der Blutabnahme treffe ich mich mit Paul bei meiner Frauenärztin, denn das erste große Ultraschall-Screening zum Ende der kritischen drei Anfangsmonate steht an. Es wird das erste Mal sein, dass Paul unseren Nachwuchs live sehen wird. Er ist voller Vorfreude und ganz aufgeregt. Im Wartezimmer sitzen wir zusammen mit drei weiteren Pärchen, die sichtbar schwanger sind. Die Frauen schieben schon große Bäuche vor sich her. Paul grinst mich an und raunt mir zu: »Pass auf, bald hast du auch so einen großen Bauch und wirst stöhnen, dass dir die Füße wehtun!«

»Meinst du, dass ich dich dann durch die Gegend scheuchen und schlechte Laune haben werde? Oh Gott, ich werde ganz fürchterlich unleidlich und launisch sein«, flüstere ich zurück. »Ach was, das wird ganz wunderbar werden. Du wirst ein richtiges Mutterschiff sein, das penibel darauf achtet, alles für unser Baby zu tun. Und wenn dir irgendetwas wehtut, dann verpasst dir dein Paul einfach eine entspannende Massage.«

Ich sehe mich schon in der Zukunft, watschelnd und mit dickem Bauch, und muss lächeln. Noch vor wenigen Wochen wären diese Gedanken undenkbar gewesen. Jetzt sitze ich mit Paul bei meiner Frauenärztin und warte darauf, unseren oder unsere Mini zu sehen. Das kann ich noch immer nicht fassen! Endlich werden wir aufgerufen und dürfen ins Behandlungszimmer.

Zunächst will die Ärztin wissen, wie es mir geht und ob es besondere Fragen gibt. Ich erzähle ihr von meiner Übelkeit, die aber völlig im Rahmen liegt. Sie verwehrt mir nur den Appetit, weswegen ich auch noch kein Gramm zugenommen habe. Das werde sich noch ändern, meint die Ärztin.

»Dürfen wir jetzt gucken?«, fragt Paul voller Ungeduld.

»Na klar«, antwortet die Ärztin. Und kurz danach starren wir gebannt auf den Bildschirm, auf dem wir das Baby erahnen können. Es sieht eher aus wie ein Gummibärchen. Ein Gummibärchen mit einem kräftigen, pochenden Herzchen, an dem alles entwicklungsgemäß ist. Nur noch eine Woche, dann sind die ersten kritischen drei Monate rum. Dann können wir es endlich offiziell machen, dass wir Eltern werden.

Beschwipst vor Glück stolpern wir gemeinsam aus der Praxis. Aber da wir dieses Mal zu zweit sind und Paul aufpasst, renne ich nicht wieder halb vor ein Auto. Wir beschließen, nun erst einmal in ein Café um die Ecke zu gehen und unser Glück mit einem Kaffee – für mich wegen der MS entkoffeiniert und mit Sojamilch – zu feiern. Und während wir zusammen auf das Ultraschallfoto starren, überlegen wir, wie wir die frohe Botschaft unseren Eltern mitteilen wollen. In einer Woche werde ich meinen Geburtstag feiern. Zu diesem Anlass werden unsere Eltern sowie meine Patentante anreisen. Damit bietet sich natürlich die perfekte Gelegenheit, die Schwangerschaft zu verkünden. Paul möchte das mithilfe des Ultraschallfotos machen. Wir planen, mit unserer Familie in meinen Geburtstag hineinzufeiern. Um zwölf Uhr möchte er dann das Ultraschallfoto zeigen. Bei dem Gedanken werde ich ganz aufgeregt. Was werden wohl unsere Eltern sagen? Sie rechnen bestimmt nicht mit dieser Neuigkeit. Oh, ich bin ja schon so gespannt auf ihre Reaktionen!

Das Telefon klingelt, und eigentlich habe ich gar keine große Lust ranzugehen. Heute bin ich überaus deprimiert und hadere mit meinem Schicksal! Ich tue mir selbst leid und bin zeitgleich sauer, dass ich diese beschissene multiple Sklerose habe. Als ich am Morgen aufgestanden bin, hatte ich das Gefühl, mein Körper sei an der Brust und Taille eingeschnürt. Wie in einem Korsett. Natürlich trage ich kein Korsett. Es ist die MS, die das macht und dadurch mal wieder sehr präsent wird. Ich kann mich zu nichts aufraffen und liege die ganze Zeit auf dem Sofa und versuche, mich mit dem Fernseher abzulenken. Aber das klappt nur mäßig, denn ich kann mich gar nicht richtig auf das Programm konzentrieren. Aus Frust stopfe ich Süßigkeiten in mich hinein, obwohl ich natürlich weiß, dass mir diese gar nicht guttun. Das macht den Druck auf mich und meine schlechte

Laune natürlich nur noch schlimmer. Aber ich habe heute keine Kraft, positiv zu denken und mein Schicksal anzunehmen.

Das Telefon klingelt hartnäckig weiter. Schließlich gehe ich doch ran.

»Hallo, hier ist Gerda!«

Oh nein, Mist, verdammter, denke ich. Gerda ist die Schwester meines Vaters und nicht gerade für ihre positive Art bekannt. Sie jammert eigentlich ohne Unterlass und geht mir damit in regelmäßigen Abständen gehörig auf die Nerven. Sie kann ich heute gar nicht gebrauchen.

»Hallo, Gerda. Du, es tut mir leid. Ich bin gerade auf dem Sprung und habe eigentlich gar keine Zeit zum Telefonieren«, antworte ich daher mit einer Notlüge. Aber Gerda ignoriert meinen Versuch, das Gespräch zu beenden, bevor es überhaupt Fahrt aufgenommen hat einfach.

»Liebelein«, haucht sie betroffen, »ich habe von deiner Mama gehört, was dir passiert ist. Du bist doch noch so jung! Wie kann so was denn passieren? Da weiß man ja gar nicht mehr, was man vom Leben noch halten soll. Noch so jung und dann schon so eine Krankheit. Also, ich habe da auch schon mit den anderen Leuten in meiner Straße darüber gesprochen. Und wir sind alle geschockt.«

»Ja, Gerda, das bin ich auch, aber ...«, versuche ich ihren Vortrag zu unterbrechen. Keine Chance.

»Du kannst ja froh sein, dass du schon mit Paul verheiratet bist und er nun bei dir bleibt. So als, wie sagt man noch mal, ach ja, Single, mit einer unheilbaren Krankheit einen Partner zu finden, ist nun sicherlich nicht einfach. Aber du hast ja zum Glück den Paul. Der wird ja nun bei dir bleiben und dich auch pflegen. Ja nun. Da müsst ihr jetzt durch. Aber man wächst ja auch an seinen Aufgaben. Obwohl er sich das sicher auch anders vorgestellt hat.«

Ich atme tief durch und weiß gar nicht, wie ich reagieren soll.

»Ja, nun, tja ...«, werfe ich dazwischen. Ich wusste, dass dieses Gespräch keinen guten Verlauf nehmen würde. Und schon geht es weiter.

»Ich bin ja leider allein. Mich hat ja niemand nehmen wollen mit meinen Krankheiten und so weiter. Das hat ja kein Mann mitmachen wollen.«

Ich stutze. »Aber die hast du doch erst im Alter bekommen. Vielleicht gab es dafür andere Gründe.«

»Nein«, beharrt Gerda, »ich war ja schon als junge Frau ständig krank: Lungenentzündung, Bronchitis, Kopfschmerzen. Dann hatte ich ja auch ein paar Kilos zu viel auf den Rippen. Damit hat mich natürlich keiner mehr haben wollen. Und heute ist es wieder ganz schlimm. Bei dem wechselhaften Wetter habe ich große Probleme mit meinem Rheuma. Ich kann mich ja gar nicht richtig bewegen heute. Das sind solche Schmerzen! Und die Schmerztabletten helfen gar nicht. Das ist ein Leid, das wünscht man niemandem. Noch nicht einmal seinem schlimmsten Feind. Ach, ich wünschte, ich wäre noch einmal jung. Das wird sich nun ja nicht mehr ändern.«

Moment mal, hat sie mich eigentlich gefragt, wie es mir geht? Nein. Aber es kann mir augenscheinlich keinesfalls schlechter gehen als ihr in ihrem grenzenlosen Leid.

»Ich weiß gar nicht recht, was ich dazu sagen soll«, werfe ich dazwischen, aber sie hört mich gar nicht und fährt ungerührt mit ihrem Sermon fort.

»Weißt du, der Gundi ging es ja auch so schlecht. Ganz elendig ist sie gestorben. Die hatte auch nur noch Schmerzen. Aber bei der ist es ja endlich vorbei. Die hat jetzt endlich Ruhe.«

»Aber die Gundi war auch schon 25 Jahre älter als du«, merke ich an.

»Ja, das ist ja das Tragische. Wahrscheinlich stehen mir noch etliche Jahre voller Schmerzen bevor. Aber du, du hast ja wenigstens einen Mann. Du bist nicht so arm dran wie ich«, jammert sie mit fast vorwurfsvollem Unterton weiter. Ich ergreife den letzten Satz als Chance und antworte: »Ja, zum Glück. Und weißt du was? Mit diesem Mann bin ich jetzt auf einen Kaffee verabredet. Daher muss ich jetzt leider auflegen. Ich muss jetzt wirklich los.«

»Ja, da musst du dich aber wirklich beeilen«, pflichtet Gerda mir bei. »Du musst jetzt besonders lieb und aufmerksam zu deinem Mann sein, damit er dir nicht wegläuft in dieser Situation. Der braucht jetzt viel Pflege. Liebelein, ich wünsche dir gute Besserung!«

Dann ist dieses erquickliche Telefonat endlich vorbei. Darüber hatte ich noch gar nicht nachgedacht: Es ist eigentlich gar nicht so schlimm, dass ich an multipler Sklerose erkrankt bin, denn zum Glück habe ich einen Mann. Und weil wir verheiratet sind, kann er mir nun gar nicht mehr weglaufen. Das würde er wahrscheinlich jetzt tun, wenn wir noch nicht verheiratet wären. Aber so habe ich ihn natürlich am Haken. So ein Glück! Das muss ich sofort Paul erzählen.

»Ich wünsche dir gute Besserung« – über diesen Satz von Tante Gerda muss ich noch lange nachdenken. Diesen Wunsch der guten Besserung habe ich in letzter Zeit öfter gehört. Von Freunden, Bekannten und Verwandten. Aber eigentlich passt er doch gar nicht zu meiner Situation. Es wird nicht mehr besser werden. Ich habe keinen Schnupfen, keine Grippe oder einen Arm gebrochen. Es wird nicht mehr heilen, denn ich bin unheilbar krank. Da ist der Wunsch »Gute Besserung« eigentlich total fehl am Platz. Mir ist bewusst, dass man das sagt, wenn eine Person erkrankt ist, aber bei unheilbaren Erkrankungen passt dieser Wunsch nicht. Sätze wie »Ich hoffe, dass es einigermaßen erträglich ist« oder »Ich wünsche dir, dass es nicht schlimmer wird« sind in diesem Zusammenhang meiner Meinung nach eher angebracht. Oder falls sich mein Gegenüber nicht sicher ist, was er oder sie sagen oder wünschen soll, dann kann das doch auch einfach gesagt werden: »Du, ich bin völlig überfordert und weiß jetzt gar nicht, ob ich dir eine gute Besserung wünschen soll.« Das würde mir zeigen, dass die Person sich mit meiner Situation beschäftigt hat. Aber der Wunsch nach guter Besserung verdeutlicht eigentlich nur, dass das nicht geschieht. Und das macht mich traurig.

Ich überlege, wie ich selbst bisher in solchen Situationen reagiert habe. Aber ich habe keine Beispiele präsent, denn ich bin bisher mit ernsten Krankheiten oder mit dem Tod selten konfrontiert worden. Ich nehme mir vor, in Zukunft achtsamer mit Menschen in ähnlichen Situationen umzugehen. Ich rede auch mit Paul über meine Gedanken und berichte ihm von dem wenig erfreulichen Gespräch mit Tante Gerda.

»Die darfst du doch nicht ernst nehmen«, findet mein Mann. Natürlich weiß ich das, aber trotzdem beschäftigt mich dieses Telefonat. Ich kann es nicht einfach aus meinem Kopf streichen. Zum einen, weil sie mit diesem »Gute Besserung«

etwas gesagt hat, das ich schon öfter gehört habe und mit dem ich mich nicht wohlfühle. Zum anderen, weil ich mich frage, ob auch andere so denken wie sie. Ob ich nun auch für andere eine arme kranke Frau bin, die aber zum Glück noch einen Mann abbekommen hat. Paul muss lachen.

»Das ist der größte Bullshit, den ich seit langer Zeit gehört habe! Die hat keinen Mann abgekriegt, weil sie eine ganz fürchterliche Person ist. Punkt und basta! Mach dir darum keine Gedanken, das ist totaler Quatsch! Übrigens, hast du eigentlich vergessen, dass du morgen Geburtstag hast? Nicht mehr lang und deine ersten Gäste stehen vor der Tür.«

Ach ja, mein Geburtstag. Den hatte ich über dieses fürchterliche Telefonat wirklich total vergessen. Schon in drei Stunden sind meine Gäste da, um mit mir in mein neues Lebensjahr hineinzufeiern. Dann werden wir meinen Eltern und Schwiegereltern sagen, dass sie Großeltern werden. Ich bin total aufgeregt! Wir werden in dieser großen Runde zum ersten Mal zusammen sein, seit ich weiß, dass ich multiple Sklerose habe. Ich bin gespannt, wie es wird. Werden wir nur über die Krankheit sprechen, oder werden wir trotzdem lachen und feiern können?

Auf dem Weg zum Bahnhof, wo wir die Gäste abholen wollen, krame ich meinen Mutterpass hervor und schaue mir die Ultraschallbilder von unserem Gummibärchen an. Ob es schon spüren kann, wie sehr es gewünscht ist und wie viel Hoffnung es mir schon jetzt gibt? Ich versuche, ihm so oft ich daran denke zu sagen: »Mein kleiner Augenstern. Du bist absolut gewollt. Deine Mama und dein Papa haben nur einen kleinen Anstupser gebraucht, um dich zu bekommen. Deine Mama ist unglaublich glücklich, dass du zu uns kommst. Wir freuen uns sehr auf dich.«

KAPITEL 13

Warum habe ich mir nur Sorgen gemacht, dass wir alle nach meiner Diagnose nicht mehr unbeschwert zusammen feiern können? Meine Geburtstagsfeier ist herzlich und wunderbar. Ich werde ehrlich und offen gefragt, wie es mir geht, und ich kann antworten, ohne mir große Gedanken machen zu müssen. Nur manchmal sehe ich aus dem Augenwinkel meine Mutter, wie sie mich etwas traurig beobachtet. Es ist nicht einfach für sie. Ich kann nur erahnen, wie schlimm es sein muss, wenn das eigene Kind krank, sogar unheilbar krank ist. Schon jetzt mache ich mir permanent Gedanken, ob bei meinem Bauchzwerg alles in Ordnung ist. Bei den Schwangerschaftsuntersuchungen beobachte ich jede noch so kleine Regung meiner Frauenärztin. Zu groß ist die Angst, dass mein Mini krank sein könnte. Diese Sorge wird bei meiner Mama nicht anders sein. Ich kann mir vorstellen, dass das niemals aufhört. Einmal Mutter, immer Mutter. Zwischendurch gehe ich daher immer mal zu ihr und nehme sie in den Arm.

»Mama, es ist okay. Es geht mir so weit gut«, sage ich zu ihr.

»Ja, mein Schatz. Aber auch ich habe Angst. Ich hoffe sehr, dass es dir noch lange gut damit geht«, antwortet sie und drückt meine Hand.

Dann ist der Moment gekommen – wir sitzen alle gemütlich beieinander auf dem Balkon, die ersten Gläser Wein sind geleert, und es dämmert bereits, als Paul ein Ultraschallbild herauskramt und in die Runde fragt, ob ihm mal bitte jemand helfen könne, er würde auf dem Foto gar nix erkennen.

Sofort springt meine Patentante jauchzend auf und fällt mir in die Arme. Sie hat es auf Anhieb verstanden. Gut, sie hat auch einen kleinen Vorteil: Viele ihrer Neffen und Nichten erwarten ebenfalls gerade Nachwuchs, und sie hat in letzter Zeit öfter Ultraschallbilder gesehen. Ganz im Gegensatz zu den Omas und Opas in spe, die uns vor allem verdutzt anschauen.

»Was, wie jetzt?«, fragt meine Mama.

»Mama, darf ich Oma zu dir sagen?«, frage ich sie, und schon strahlt auch sie über das ganze Gesicht.

»Damit habe ich überhaupt nicht gerechnet. Wie wunderbar!«, ruft meine Schwiegermutter. Alle freuen sich, und die werdenden Omas verdrücken ein paar Tränen. Die Überraschung ist gelungen. Schon werde ich gefragt, wie es mir geht und wie es sich mit der MS und der Schwangerschaft verhält. Ob ich Dinge beachten muss, ob meine Schwangerschaft gefährdet ist und ob ich eine besondere Behandlung brauche. Ich erkläre ihnen, dass sie sich keine Sorgen machen müssen. Medikamente werde ich jetzt natürlich nicht nehmen, und alles verlaufe ganz normal, so wie bei gesunden schwangeren Frauen auch.

»Wie sieht es denn in der Schwangerschaft mit Schüben aus? Kommen die vor?«, möchte meine Schwiegermutter wissen.

»Die sind selten, den meisten Frauen geht es gut. Natürlich sind sie nicht auszuschließen, aber darüber denken wir nicht nach. Julie geht es gut, und das wird auch sicherlich so bleiben«, antwortet Paul seiner Mama.

»Ich will mir gar nicht so viele Gedanken machen, was alles passieren kann. Ich habe Angst, dass diese negativen Gedanken sich dann auch negativ auf meinen Körper auswirken. Ich bin unglaublich glücklich, dass ich so einfach schwanger geworden bin, und diese Gefühle will ich mir nicht zerstören. Ich glaube, dass sie mir guttun. Und dem Kind.«

Das verstehen alle, und mein Vater kratzt sich verstohlen an der Nase.

»So, und jetzt stoßen wir erst mal auf die Neuigkeit an! Du natürlich ohne Alkohol«, sagt er schnell. Er freut sich sehr, das kann ich ihm ansehen. Und schon klirren die Gläser, und alle reden fröhlich durcheinander. Meine Mama kommt zu mir und drückt mich.

»Oh Julia, ich freue mich ja so. Ich freue mich auf das kleine Menschlein mit den kleinen süßen Füßen. Falls du Hilfe brauchst, ruf mich an, ja? Ich komme dann. Ich kümmere mich dann um dich. Das mache ich wirklich.«

Jetzt bin ich diejenige, die weinen muss. Ich bin sehr froh, diesen Rückhalt zu haben.

Einige Tage später, ich bin gerade in Gedanken, klingelt das Telefon, und ich gehe ran, ohne auf die Nummer des Anrufers zu achten. Pech – hätte ich das getan, wäre ich nicht schon wieder in die Fänge von Tante Gerda geraten. Im ersten Moment denke ich noch, dass sie mir sicherlich noch zum Geburtstag gratulieren möchte. Aber scheinbar hat sie ihn vergessen, oder sie findet ihn nicht so wichtig. Schließlich sind Geburtstage für sie mehr Übel als Grund zur Freude: Sie wird älter, und damit sind für sie Schmerzen und Sorgen verbunden. Das will sie natürlich nicht feiern.

»Liebelein, was habe ich denn da von deiner Mama gehört«, legt sie los. Ich setze mich auf einen Stuhl, schließlich könnte das Gespräch länger dauern. »Also, ich habe mich ja damals nicht getraut, Kinder in die Welt zu setzen. Ich war ja nur krank, ständig ging es mir nicht gut. Unter diesen Umständen Kinder zu haben war mir ja nicht möglich.«

Wie denn auch ohne Mann, denke ich augenrollend.

»Also, ich hätte mich nicht für Kinder entschieden«, fährt sie unbeirrt fort. »Das wäre in meiner Situation ja undenkbar gewesen. Mit diesen Kopfschmerzen Kinder zu bekommen. Ich hatte ja zwischendurch immer Angst, ich hätte einen Hirntumor oder so. Also, das wäre ja nicht gegangen. Wie hätte ich mich so krank wie ich bin um Kinder kümmern sollen? Das konnte ich den kleinen süßen Dingern ja nicht antun. Nein, die können doch nichts dafür und haben ein Recht darauf, dass Mama und Papa sich um sie kümmern können. Wie hätte ich das auch tun sollen. Da habe ich mich lieber gegen Kinder entschieden.« Sie legt eine hörbare Pause ein und erwartet offenbar Lob und Zustimmung von mir für ihre selbstlose Haltung. Ich reagiere gar nicht.

»Liebelein, hörst du mir überhaupt zu?«, tönt es am anderen Ende der Leitung. »Ich rede und rede, und du hörst mir gar nicht zu. Also, Liebelein, wenn das so ist, brauche ich ja gar nicht mehr anzurufen. Ich mache mir seit Tagen Gedanken um dich, um meine schwerstkranke Nichte. Und jetzt rufe ich dich an, und du hörst mir gar nicht zu. Wie soll ich das denn finden? Das enttäuscht mich jetzt wirklich!«

Mir fehlen die Worte! Sie hat mir weder zum Geburtstag noch zur Schwangerschaft gratuliert, auch nach meinem Befinden hat sie sich nicht erkundigt, und jetzt ist sie von mir enttäuscht? Unglaublich ist das! Ich überlege, wie ich aus dieser Situation wieder rauskomme, und entscheide mich für Ironie. Wenigstens Paul soll nachher noch was zum Lachen haben.

»Ja, weißt du, Gerda«, setze ich an, »das ist alles noch ein wenig viel für mich. Erst diese Diagnose. Schließlich bin ich unheilbar krank. Ich werde für den Rest meines Lebens auf fremde

Hilfe angewiesen sein. Und in dieser Situation werde ich auch noch schwanger. Ich bin damit gerade völlig überfordert.«

»Ja ja, darüber habe ich auch schon nachgedacht. Wie willst du dich denn um das Kind kümmern, wenn du im Rollstuhl sitzt? Wie soll das denn gehen?«

»Ich weißt es auch nicht, Gerda, und es zerreißt mir das Herz. Aber dann müssen wohl alle aus der Familie helfen. Ich habe mir das schon überlegt: Wir machen das dann wochenweise. Eine Woche nimmt Mama das Kind, eine Woche lang kommt es zu Pauls Mama, und dann kommt es zu dir.«

Eisige Stille am anderen Ende der Leitung.

»Ähm, wie meinst du das denn jetzt, Liebelein?«, fragt meine Tante schließlich hörbar irritiert.

»Na, anders wird es ja nicht gehen, wenn ich mich dann nicht mehr um das Kind kümmern kann. Dann müssen alle mit anpacken. Papa hat schon gesagt, zur Not wickelt er es auch und gibt ihm die Flasche. Das werden dann natürlich auch sehr kurze Nächte, denn so ein Kind hat ja ständig Hunger. Und du hättest doch so gern Kinder gehabt. Du kannst das dann alles nachholen. Paul sagt auch, dass das der einzige Weg ist, wie es funktionieren kann.«

Gerda ringt hörbar um Fassung. »Also, Liebelein, mir geht es zurzeit ja gar nicht gut. Ich bin gar nicht gut beieinander. Mein ganzer Körper schmerzt nur noch. Ich weiß nicht, ob ich das machen kann. Dafür musst du Verständnis haben. Das kann ich nicht machen. Ich würde es ja tun, wenn ich nur könnte. Ach, hätte der liebe Herrgott es doch besser mit mir gemeint. Dann hätte ich ein anderes Leben gehabt. Aber so bleibt mir alles Glück verwehrt.«

»Ach Gerda, das wird schon. Du kannst das Kind ja auch zur Not einmal schreien lassen, wenn du dich nicht sofort kümmern kannst. Das wird es schon vertragen. Ich werde mich ja bald gar nicht mehr bewegen können und im Rollstuhl sitzen. Dagegen bist du ja ein junger Hüpfer. Du wirst das Kind schon schaukeln!«

»Ja, also, das muss ich mir aber noch mal überlegen, Liebelein. Da kann ich jetzt nicht viel zu sagen. Ich muss mir das erst einmal durch den Kopf gehen lassen.«

»Lass dir ruhig Zeit. Noch ist das Kind ja nicht auf der Welt. Wir haben noch genügend Wochen, um den Betreuungsplan auszuarbeiten.«

So schnell war ein Telefonat mit Tante Gerda noch nie vorbei. Herrlich! Das muss ich mir merken.

KAPITEL 14

Seit ein paar Tagen arbeite ich wieder. Es ist schön, wieder zurück in der Normalität zu sein. Auf der anderen Seite ist es erschreckend, erkennen zu müssen, dass der Alltag auf der Arbeit in den vergangenen Wochen einfach weitergegangen ist. Bei mir hat sich das ganze Leben verändert. Hier ist alles einfach weitergelaufen, als wäre nichts passiert. Ich war weg, und jetzt bin ich wieder da. Zunächst arbeite ich täglich fünf Stunden, um dann zu schauen, wie viel ich mir zutrauen kann. Diese fünf Stunden verfliegen nur so. Kaum bin ich da, sind sie schon wieder rum, und ich gehe wieder nach Hause. Müde macht mich die Arbeit nicht, und ich beschließe, schon bald wieder ganz normal zu arbeiten.

Die ganze Zeit schon möchte ich meinen Kolleginnen Monika und Ulli von meiner Schwangerschaft berichten, aber erst ist Monika krank, und dann finde ich nicht den richtigen Moment. Aber schließlich platzt es aus mir heraus.

»Ich muss euch was erzählen: Ich bin schwanger!«

»Ist nicht wahr?!«, jubelt Ulli. »Mensch, toll, ich freue mich für dich.«

»Wow«, stottert Monika, »in so einer Situation hat man also auch Sex?«

»Na, was glaubst du denn, wie das passiert ist, Monika?«, lache ich. Es ist wirklich interessant, welche Gedanken sich meine Mitmenschen in Bezug auf meine Diagnose machen. Ich erzähle den beiden, wie es zu der Entscheidung für ein Kind kam.

»Und das hat bei euch sofort geklappt? Wahnsinn!«, sagt Monika. Ich weiß, dass sie schon länger versucht, ein Kind zu bekommen. Bisher erfolglos. Es ist sicherlich nicht einfach für sie, meine Geschichte nun zu hören. Aber sie lässt sich nichts anmerken und freut sich mit mir. Natürlich haben sie auch zahlreiche Fragen zur Schwangerschaft und meiner Erkrankung, die ich ihnen gleich beantworte. Nun muss ich es noch meinem Chef erzählen, der allerdings nicht am gleichen Standort arbeitet wie wir. Wenn er das nächste Mal bei uns ist, werde ich ihn informieren.

»Wie hast du denn die Zukunft geplant?«, fragt Ulli. »Wie lange möchtest du zu Hause bei dem Kind bleiben? Wann kommst du zurück zur Arbeit?«

Das sind Dinge, über die ich mir noch nicht viele Gedanken gemacht habe. Zum einen weiß ich nicht, ob es mir auch in den kommenden Wochen mit der MS und der Schwangerschaft gut gehen wird. Zum anderen wird das auch davon abhängen, wie es mir nach der Geburt geht. Vielleicht läuft alles gut, und ich kann nach einem Jahr wieder zurück an den Schreibtisch kommen. Aber vielleicht geht es mir auch schlecht, ein Schub jagt den nächsten, und an Arbeit ist nicht zu denken. Ich muss noch überlegen, welcher Plan sich dafür am besten eignet. Wenn ich meinem Arbeitgeber sage, dass ich nach einem Jahr in den Job zurückkomme und es dann nicht tue, kann ich im Härtefall gekündigt werden. Entscheide ich mich dafür, zum Beispiel zwei Jahre zu Hause zu bleiben, möchte aber dann doch früher an meinen Arbeitsplatz zurückkehren, liegt es im Ermessen des Arbeitgebers, mir das zu genehmigen.

»Vielleicht besprichst du das wirklich erst mal mit dem Chef«, meint Ulli. »Ich weiß auch nicht, wie ich entscheiden würde. Das ist ja gar nicht so einfach.«

Nein, einfach ist diese Entscheidung nicht, denn wie es mir in den nächsten Wochen und Monaten und in einem Jahr gehen wird, kann ich heute noch nicht wissen. Aber irgendwie macht mir das keine Angst. Ich spüre vielmehr eine große Ruhe in mir.

Das wird alles gut. Irgendwie, sagt mein Kopf.

Endlich habe ich meinen Termin bei dem Neurologen, der auch alternativen Heilmethoden gegenüber aufgeschlossen sein soll. Ich sitze im Wartezimmer und ziehe, genau wie im Krankenhaus, den Altersdurchschnitt immens nach unten. Ich bin mindestens 25 Jahre jünger als die anderen Wartenden. Auch ihnen fällt das auf, und sie gucken mich interessiert an. Oder bilde ich mir das nur ein? Egal, ich nehme mir ein Klatschblatt und lese darin, bis ich aufgerufen werde. Der Neurologe ist ein älterer Typ mit dickem Bauch, Schnauzbart und einer Lesebrille, über die hinweg er mich anschaut. Irgendwie erinnert er mich an Prof. Hastig aus der *Sesamstraße*. Hoffentlich ist er nicht ganz so zerstreut.

»Na dann, erzählen Sie mal!«, sagt er zu mir. Und so beginne ich, ihm meine Geschichte zu erzählen, vom ersten Kribbeln bis jetzt. Zu Beginn bin ich etwas irritiert, weil er sich so viele Notizen macht und mich gar nicht anschaut.

»Und jetzt sind Sie also schwanger. Wann ist der Geburtstermin?«

»Anfang März«, antworte ich.

»Und wie geht es Ihnen damit?«

»Eigentlich ganz gut. Es gibt keine Besonderheiten, was das Baby betrifft. Es entwickelt sich ganz normal.«

»Wissen Sie, die wird es auch nicht geben. MS-Patientinnen bekommen in der Regel genauso häufig gesunde Kinder wie der Rest der Bevölkerung. Wie geht es Ihnen mit den Symptomen?«

Ich berichte ihm, dass vom Schub etwas in den Händen zurückgeblieben ist. Dass ich auch weitere Gefühlsstörungen am Körper habe, die wandern, aber dass sie weniger werden.

»Ja, das hat mit den Hormonen zu tun. Meist werden die Symptome in den Schwangerschaften weniger.«

»Bleiben sie denn dann auch weg? Ich meine nach der Schwangerschaft?«, frage ich ihn.

»Das kann ich Ihnen nicht sagen. Bei manchen Frauen, ja, bei den anderen nicht. Aber während der Schwangerschaft ist meist alles etwas besser. Im letzten Drittel der Schwangerschaft sinkt die Schubrate um achtzig Prozent. Nur nach der Geburt gibt es dann ein erhöhtes Schubrisiko. Möchten Sie Ihr Baby stillen?«

Ich bejahe seine Frage.

Nun schaut mich »Prof. Hastig« über den Goldrand seiner schmalen Brille ernst an. »Dazu rate ich Ihnen nicht. An Ihrer Stelle würde ich direkt abstillen und mit der Medikation beginnen. Wie gesagt, nach der Geburt gibt es ein erhöhtes Schubrisiko. Das gilt es zu minimieren.«

»Wenn weiterhin alles gut geht, möchte ich mein Kind aber stillen«, sage ich noch einmal.

»Das ist natürlich Ihre Entscheidung«, antwortet mir der Neurologe und lächelt milde. »Sie haben ja noch etwas Zeit, sich das Ganze durch den Kopf gehen zu lassen. Wie gesagt, ich empfehle meinen Patientinnen, nicht zu stillen, da die bisherigen Zahlen zeigen, dass es nach der Geburt vermehrt zu Schüben kommt. Wenn Sie aber stillen möchten, dann machen Sie das. Beides hat Vor- und Nachteile. Beim Stillen haben Sie die Milch immer dabei. Bei der Flasche schlafen die Kinder erfahrungsgemäß besser in der Nacht. Aber es ist Ihre Entscheidung.«

Zumindest verlangt er von mir nicht, seine Meinung zu übernehmen, denke ich mir. Das ist doch schon einmal positiv.

»Wie geht es jetzt weiter?«, frage ich ihn.

»Also, ich würde gern noch ein paar sensorische Tests bei Ihnen machen, einfach zu Dokumentationszwecken. Das sind Tests, die Ihrem Baby nicht schaden. Meine Helferin wird sie im Anschluss an unser Gespräch bei Ihnen durchführen, in Ordnung? Wenn ansonsten alles weiterhin so positiv wie bisher verläuft, würde ich Sie gern noch einmal kurz vor der Geburt sehen. Und dann circa zwei Monate nach der Geburt. Am besten vereinbaren Sie beide Termine direkt heute. Wie Sie schon gemerkt haben, gibt es lange Wartezeiten bei mir.« Er lächelt zufrieden und faltet die Hände über seinem runden Bauch.

»Kann ich sonst noch etwas für Sie tun? Haben Sie noch Fragen?«

»Na ja, ich dachte, Sie geben mir vielleicht noch ein paar alternative Tipps. Also Alternativen zu den Medikamenten.«

»Vieles kann ich Ihnen nicht empfehlen, denn es gibt wenig, das erwiesenermaßen hilft. Sie müssen selbst ausprobieren, was Ihnen guttut. Insgesamt ist es sehr wichtig, Stress so gut es geht zu vermeiden, denn der beeinflusst die MS negativ. Ansonsten ist meine Devise: Machen Sie alles, was Ihnen guttut. Das kann nicht schaden.«

»Gibt es denn Erfahrungen mit einer bestimmten Diät bei der MS oder Nahrungsergänzungsmitteln oder Ähnlichem?«, starte ich einen weiteren Versuch, um etwas aus ihm herauszubekommen.

»Nein, da kann ich Ihnen keine Empfehlung geben. Es gibt keine Studien, es gibt keine validen Daten. Es gibt nichts, das mit Sicherheit hilft.«

Oh Mann, ich hasse meine Erkrankung! Das ist doch manchmal alles einfach scheiße. Ich hätte so gern mal eine hundertprozentige Empfehlung, was ich machen soll. Wahrscheinlich muss ich meine Erwartungen einfach weiter runterschrauben, mich weiter informieren und dann meiner Entscheidung vertrauen.

Direkt im Anschluss an das Gespräch werden noch die sensorischen Tests gemacht. Eine Arzthelferin streicht mir über die Arme, und ich muss ihr sagen, wann ich was spüre. Auch mit Strom wird gemessen. Diese Tests verlaufen völlig unspektakulär und ergeben minimale Abweichungen von der Norm. Sie sind so minimal, dass sie auch bei einem völlig gesunden Menschen vorkommen könnten. Nach einer Viertelstunde ist alles vorbei, und ich befinde mich schon wieder auf dem Heimweg.

KAPITEL 15

Heute erfahre ich das Geschlecht unseres Bauchzwergs, wenn er sich im Ultraschall zeigt und nicht versteckt. Paul kann leider nicht dabei sein, da er beruflich unterwegs ist. Ich bin aufgeregt, denn ich spüre, dass es ein kleiner Junge ist. Paul und ich haben uns schon einen Namen überlegt, und ich sehe mich im Geiste in ein paar Monaten einen kleinen Jungen im Kinderwagen umherschieben. Was freue ich mich auf meinen kleinen Paul! Ich kann ihn mir schon richtig gut vorstellen. Er wird braune Augen und blonde Locken haben und die perfekte Mischung aus meinem Mann und mir sein.

»Ganz eindeutig ein Mädchen«, sagt meine Frauenärztin.

»Wie bitte, das glaube ich nicht«, höre ich mich antworten. »Irrtum ausgeschlossen?«

»Ja, schauen Sie, hier kann man es ganz deutlich sehen.« Die Ärztin zeigt auf den Bildschirm des Ultraschallgeräts und erklärt mir, wo ich was erkennen kann. Ich kann es gar nicht fassen. Ein Mädchen! Das Gummibärchen ist ein Mädchen! Ich hatte mich voll und ganz auf einen Jungen versteift. Nun muss ich mich erst einmal mit dem Gedanken an ein Mädchen anfreunden. Nach dem Arzttermin rufe ich direkt Paul an.

»Es ist ein Mädchen. Ich kann es gar nicht fassen. Ich war doch so überzeugt, dass es ein Junge wird.«

Paul freut sich tierisch. »Das ist ja wundervoll! Eine kleine Julie. Ich freue mich riesig.«

»Oh Paul, Mädchen können in der Pubertät ganz fürchterlich werden. Meinst du, dass ich das schaffe?«

»Aber natürlich. Natürlich schaffen wir das. Wir beide!«

Und genau in diesem Moment kann ich mich ebenfalls auf mein kleines Mädchen freuen. Sofort fahre ich zur Fußgängerzone und kaufe das erste kleine Minikleidchen. Ich kann mir noch gar nicht vorstellen, dass mein Bauchzwerg da irgendwann reinpassen wird.

Dann mache ich mir aber doch noch einmal Gedanken: Zwei Drittel aller MS-Patienten sind Frauen. Nur etwa ein Drittel sind Männer. Was, wenn ich die Erkrankung doch an meine Tochter weitergebe? Werde ich mir irgendwann einmal deswegen Vorwürfe machen? Wird meine Tochter ebenfalls einmal multiple Sklerose haben? Ich erinnere mich an Dr. Karls Aussage, dass die Wahrscheinlichkeit, dass Kinder von MS-Patienten ebenfalls die Erkrankung bekommen, mit vier Prozent etwas erhöht ist. Und bei Mädchen beziehungsweise Frauen dann noch einmal höher als bei den Jungs und Männern? Bei diesem Gedanken wird mir schlecht. Und warum kommt er mir erst bei dem Wissen, dass ich ein Mädchen in mir trage und keinen Jungen? Die Gedanken kreisen und kreisen um diese Wahrscheinlichkeit.

Als ich wieder zu Hause bin, beginne ich zu googeln. Aber mehr als diese vier Prozent finde ich auch nicht. Es gibt keine Tests, die man bei Babys oder Kindern machen kann, um zu erfahren, ob sie die Krankheit einmal haben werden. Und wenn ich es wüsste, was würde es mir bringen? Es gibt keine Möglichkeit, die MS im Vorfeld zu verhindern. Schließlich kennen die Forscher und Ärzte weder die Ursache noch die Heilung.

Als Paul abends von der Arbeit kommt, merkt er sofort, dass ich mir um irgendetwas Sorgen mache. »Was ist los?«, fragt er mich. Ich muss sofort weinen und falle ihm um den Hals. Tränen schütteln mich.

»Hilfe, Süße, was ist denn los mit dir?«

»Was machen wir nur, wenn unser Mädchen auch einmal MS bekommt? Was, wenn ich ihr die multiple Sklerose vererbt habe?« Ich weine und weine und weine. Und Paul hält mich ganz ruhig und fest und hört sich alles an, was ungefiltert und bruchstückhaft aus mir herauspurzelt.

»Was, wenn unser Mädchen es auch hat, wenn ich es ihr vererbt habe, wenn sie mich dann hasst, weil es ihr schlecht geht? Was machen wir dann? Paul, das ist alles so scheiße!«

Irgendwann sind alle Worte aus mir draußen, und ich weine und wimmere nur noch. Paul hält mich immer noch ganz ruhig in seinen Armen. Bis auch ich ruhiger werde. Dann schaut er mir in die Augen und sagt: »Julie, was in der Zukunft einmal sein wird, das können wir nicht wissen. Und wir können es auch nicht steuern. Wir haben uns unter den gegebenen Umständen für ein Kind entschieden. Ob Mädchen oder Junge ist dabei total egal. Wir werden alle unsere Kinder von ganzem Herzen lieben. Und jetzt sei ehrlich: Geht es dir schlecht?«

»Nein«, schniefe ich.

»Verfluchst du dein Leben wegen der MS?«, fragt er weiter.

»Nein, das tue ich nicht.«

»Findest du, dass dein Leben lebenswert ist?«

»Ja.«

»So, das sind die Fakten, auf deren Basis wir uns für ein Kind entschieden haben. Nur das zählt! Auch wenn unser Mädchen einmal an multipler Sklerose erkranken wird, ist das kein verlorenes Leben. Dann werden wir sie unterstützen, wo es nur geht. Und du wirst ihr zeigen, wie man der Krankheit die Stirn bietet. Wie man trotzdem lachen und tanzen und sein Leben lieben kann. Und das ist alles, was wichtig ist.«

Seit meiner Rückkehr an meinen Arbeitsplatz verfliegen die Wochen nur so. Der Alltag hat mich komplett wieder. Ich arbeite wieder ganz normal. Mein Bauchzwerg wächst und gedeiht. Bei den Vorsorgeuntersuchungen gibt es keinerlei Besonderheiten, und wir beobachten glücklich, wie aus dem kleinen Gummibärchen ein kleines Menschlein wird, das nun immer größer wird. Insgesamt geht es mir sehr gut. Übel ist mir ab dem vierten Monat überhaupt nicht mehr, und die multiple Sklerose lässt mich in Ruhe. Sie steht zwar in meinem Mutterpass, aber ansonsten hat sie herzlich wenig Einfluss auf meine Schwangerschaft. Die Gefühlsstörungen in meinen Händen werden sogar immer schwächer, und zwischendurch vergesse ich manchmal, dass ich eine chronische Erkrankung habe. Mittlerweile habe ich auch eine Hebamme gefunden, mit der ich mich gut verstehe und die ich regelmäßig zur Vorsorge besuche. Genau wie meine Frauenärztin hatte sie schon einige Patientinnen, die ebenfalls an MS erkrankt waren. Auch sie sagt, dass diese Frauen durchweg positive Erfahrungen gemacht haben. Sie selbst hat ebenfalls eine chronische Nervenerkrankung und kann mir immer mal wieder Tipps geben und Ärzte empfehlen. Das ist eine große Hilfe, für die ich sehr dankbar bin.

Auch meine Ergebnisse vom großen Allergietest sind inzwischen gekommen, und dabei hat sich herausgestellt, dass ich so ziemlich auf alles reagiere, was bisher meinen Speiseplan dominierte: jegliches Getreide, alle Kuhmilchprodukte, verschiedene Nüsse, Eier, Hühnchen, Fleisch oder auch Soja, um nur einige Lebensmittel zu nennen. Daher habe ich begonnen, mir Alternativen zu suchen. Anstatt normalem Joghurt kaufe ich nun Joghurt aus Schafsmilch im Bioladen. Hier musste ich mich aber erst einmal durch einige durchprobieren. Der ein oder andere Joghurt schmeckt mir eindeutig zu sehr nach Schaf. Auswärts zu essen klappt nun gar nicht mehr. Es geht höchstens ein Salat mit Essig und Öl oder zum Beispiel ein Steak. Daher koche ich eigentlich nur noch selbst, nehme mir mein Essen mit auf die Arbeit und probiere weiterhin aus, was ich nun in meinen täglichen Speiseplan übernehmen kann. Das ist gar nicht so einfach, aber zum Glück unterstützt Paul mich tatkräftig und übernimmt so oft es geht selbst das Kochen. Wir entdecken mehr und mehr die asiatische Küche für uns. Currys mit Kokosmilch vertrage ich sehr gut, und auch Reis ist erlaubt. Daher erkunde ich alle Asialäden in unserer Nachbarschaft und kaufe Vorräte an verschiedenen Currypasten, Limonenblättern oder Fischsaucen.

Um auch wieder etwas Sport zu treiben, habe ich mich dazu entschieden, an einem Kurs für Wassergymnastik der Deutschen Multiple Sklerose Gesellschaft teilzunehmen. Vor meiner Diagnose habe ich regelmäßig Sport getrieben. Ich bin oft joggen gegangen, war beim Yoga und häufig im Fitnessstudio. Seit meiner Zeit im Krankenhaus und der Erkenntnis, dass ich die Hitze nicht mehr so gut vertrage, habe ich mich nicht mehr getraut, Sport zu machen. Irgendwie hatte ich Angst, dass etwas passiert, wenn mir warm wird und ich schwitze. Die Wassergymnastik scheint ein guter Weg zurück zu etwas sportlicher Aktivität zu sein. Darüber hinaus bin ich gespannt auf die Menschen mit MS, die ich dort kennenlernen werde.

Wir sind etwa zwanzig Personen, mehr Frauen als Männer, einige hinken, andere laufen am Rollator, wieder anderen sieht man gar nicht an, dass sie krank sind und multiple Sklerose haben. Es ist mein erstes Mal bei der Wassergymnastik, und während wir gemeinsam zum Therapieschwimmbecken laufen, schießen mir die Tränen in die Augen. *Zu dieser Gruppe gehörst du nun auch,* ist einer der Gedanken, die sich in meinem Kopf breitmachen. Aber das ist gar nicht der Grund, warum ich spontan weinen muss. Vielmehr ist es der Anblick der Rollatoren und der dazugehörigen Menschen, die sich etwas steif und ungelenk ihren Weg zum Schwimmbecken bahnen. Mir fällt es doch noch schwer, dieses Gesicht der multiplen Sklerose zu sehen. Zu große Angst habe ich vor meinem zukünftigen Schicksal. Ich dachte eigentlich, dass ich mittlerweile ganz gut damit klarkäme, aber nun merke ich, dass ich doch noch etwas Zeit brauche und dass die direkte Konfrontation mit anderen MS-Erkrankten nicht einfach für mich ist. Es ist alles noch zu frisch, die Ängste sind zu groß. Ebenso die Berührungsängste, denn ich hatte noch nie direkten Kontakt zu jungen Menschen, die auf Gehhilfen angewiesen sind. Bisher waren Menschen mit Rollator für mich immer alt, aber nicht dreißig oder vierzig. Ich weiß gar nicht, was ich sagen soll und was ich hier eigentlich will. Warum tue ich mir das an? Ich gehöre nicht zu denen. Ich will hier weg, hämmert es in meinem Kopf.

Aber schon wendet sich eine rothaarige Frau mit Rollator an mich. Sie ist vielleicht Anfang vierzig und scheint ein echt fröhlicher und aufgeschlossener Mensch zu sein.

»Hallo, ich bin Doris. Und wer bist du?«

»Hallo, ich bin Julia. Ich bin zum ersten Mal hier«, antworte ich.

»Deine Diagnose ist ganz frisch, oder?«

Ich blicke überrascht zu Doris.

»Das sieht man den Menschen immer direkt an. Wenn sie so erschrocken auf die Rollatoren und Gehstöcke schauen, dann ist es meist noch nicht lange her. Aber das passt ja alles bei dir wie die Faust aufs Auge, oder?«

Kann die hellsehen?

»Na, du bist eine Frau, und ich schätze mal, du bist Anfang bis Mitte dreißig. Der Klassiker. Hast du eine schubförmige oder eine remittierende MS?«

»Schubförmig«, antworte ich knapp.

»Na dann, herzlich willkommen in unserer kleinen, aber feinen Runde!«

Ich ringe mir ein Lächeln ab. Behaglich fühle ich mich noch immer nicht. Aber Doris' direkte Art hat mich zumindest dazu gebracht, zu bleiben und mitzumachen und nicht sofort die Flucht zu ergreifen.

Für den Rest der Stunde bin ich eher ruhig und mache mit. Ich beobachte die anderen Teilnehmer und frage mich, wie lange sie wohl schon MS haben? Nehmen sie Medikamente? Wie sind ihre bisherigen Verläufe? Ob sie wohl ebenfalls Kinder haben? Fragen über Fragen, die ich vielleicht irgendwann stellen kann. Aber heute verspüre ich keine große Lust auf Konversation. Irgendwie weiß ich gerade gar nicht, wie ich die anderen ansprechen und eine Unterhaltung beginnen soll. Ich bin total blockiert und unsicher. Natürlich merke ich – oder bilde es mir zumindest ein –, wie sie mich beobachten. Mir ist es, als könnte ich auch ihre Fragen an mich in den Gesichtern ablesen. Es sind wohl dieselben wie meine. Dass ich schwanger bin, haben, glaube ich, die wenigsten mitbekommen. Ich habe noch kein großes Bäuchlein. Noch geht es auch als kleiner Wohlstandsbauch durch. Um mich abzulenken, denke ich an meinen kleinen Bauchzwerg und stelle mir vor, wie die Kleine in mir im

Wasser herumschwimmt und Turnübungen macht. Das beruhigt meine Gedanken etwas.

Aber schon mache ich mir Vorwürfe: Ob sie meine Verunsicherung genauso mitbekommt wie das angenehme Gefühl, das der Sport im Wasser in mir auslöst? Ich möchte mich doch eigentlich von der MS gar nicht so runterziehen lassen. Viel zu groß ist meine Angst, dass diese Gedanken Auswirkungen auf meine Erkrankung und vor allem auf das Baby haben. Wie soll ich nicht an meine Krankheit denken, wenn ich mich eigentlich mit ihr auseinandersetzen möchte? Ich kann nicht nur positiv denken, denn dafür kann die MS einfach zu fies sein. Natürlich macht mir der Rollstuhl Angst. Ich kann mir zwar nicht vorstellen, jemals im Rollstuhl zu sitzen, aber die Wahrscheinlichkeit, es irgendwann zu müssen, ist durch die Krankheit unweigerlich erhöht. Und daher macht mir der Gedanke Angst. Auf einen Rollator kann ich übrigens auch sehr gut verzichten. Diese grauen, sperrigen Dinger. Ach Mann, das ist alles nicht so einfach! Wie ist der perfekte Weg, sich mit so einem Scheiß auseinanderzusetzen? Gerade weiß ich es nicht.

KAPITEL 16

Genau wie es mir Frau Schmidt-Kuhlenberg, die Beraterin der multiple Sklerose Gesellschaft, geraten hatte, habe ich noch vor der Geburt einen Antrag auf Schwerbehinderung gestellt. Auch mein Neurologe war der Meinung, dass ich das unbedingt machen sollte.

»Frau Hubinger, Sie müssen nun dafür sorgen, alle Begünstigungen zu erhalten, die der Sozialstaat für solche Fälle zur Verfügung stellt. Das geht mit einem entsprechenden Behindertenausweis einfach am leichtesten. Da haben Sie dann auch noch einmal mehr Sicherheit als Arbeitnehmer.«

Komisch fand ich es trotzdem, diesen Antrag zu stellen. Schwerbehindert? Ich? Aber ich fühle mich doch gar nicht so! Ich habe doch nur ein Kribbeln beziehungsweise diese Gefühlsstörungen. Mehr aber doch (noch) nicht. Bei Schwerbehinderten muss ich an Menschen denken, die sich kaum selbst versorgen können. Dazu gehöre ich doch nicht! Trotzdem hat mich der Kündigungsschutz überzeugt. Schließlich weiß ich nicht, wie schwer es zukünftig für mich sein wird, mit der Erkrankung einen neuen Job zu bekommen. Daher wäre es natürlich besser, möglichst erst gar nicht in die Situation zu kommen, einen neuen Arbeitsplatz suchen zu müssen.

Für diesen Antrag musste ich ein Formular des Versorgungsamtes mit zahlreichen Fragen ausfüllen. Ich soll angeben, um welche Krankheit es sich handelt, wie sie sich äußert und vor allem, welche Einschränkungen ich habe. Auch wollte das Amt wissen, ob und welche Medikamente ich einnehme. Daneben musste ich alle Befunde aus dem Krankenhaus zur Verfügung stellen. Auch mein Neurologe musste seine Einschätzung meines Gesundheitszustands in Form eines Arztbriefes abgeben. Dazu hat ihn das Versorgungsamt separat angeschrieben. Diesen Brief bekommt man als Patient oder Patientin zunächst nicht zu sehen – erst später kann man das beim Arzt einfordern. Ich habe das bis heute nicht gemacht.

Heute kam der Antwortbrief vom Amt mit der Post. Ich muss zugeben, dass ich ganz schön aufgeregt bin, als ich ihn öffne. Darin steht, dass eine Behinderung von vierzig Prozent bei mir anerkannt wird. Das bedeutet, dass ich nicht schwerbehindert bin. Das ist erst ab einem Behinderungsgrad von fünfzig Prozent der Fall. Somit habe ich auch noch keinen besonderen Kündigungsschutz oder mehr Urlaubstage, wie es bei Schwerbehinderten der Fall ist. Allerdings kann ich nun im nächsten Schritt eine Gleichstellung mit Schwerbehinderten beantragen. Behördendeutsch, olé! Wie soll man sich denn da zurechtfinden und das verstehen? Ich bin unsicher und rufe Frau Schmidt-Kuhlenberg an. Sie kann gar nicht glauben, dass mein Behinderungsgrad mit nur vierzig Prozent eingestuft wurde.

»Das lassen wir aber nicht so auf uns sitzen, Frau Hubinger. Multiple Sklerose zu haben bedeutet im Berufsalltag ein solches Stigma, dass sich die meisten Erkrankten gar nicht outen. Meist werden sie sofort als nicht mehr hundertprozentig leistungsfähig eingestuft und benachteiligt. Das kann doch nicht sein, dass Ihnen dann nicht fünfzig Prozent zugestanden werden! Sie, Frau Hubinger, da haken Sie aber noch mal nach!«

Mich regt das gar nicht auf, denn eigentlich fühle ich mich bisher ja gar nicht so schwer krank. Trotzdem lasse ich mich von der engagierten Frau Schmidt-Kuhlenberg überreden, gleich bei der für mich zuständigen Sachbearbeiterin anzurufen und die Gleichstellung zu beantragen.

»Machen Sie das, Frau Hubinger. Am besten gleich nach unserem Telefonat! Machen Sie ihr klar, dass sie schwanger sind und kurz vor der Entbindung stehen. Schließlich wissen Sie nicht, wie es Ihnen nach der Geburt und nach dem Jahr Elternzeit geht. Es ist wichtig, dass Sie zumindest diese Gleichstellung haben, wenn Sie zurück an den Arbeitsplatz kommen, und nicht aufgrund der Krankheit auf einer minderwertigen Stelle geparkt werden. Sagen Sie Ihrer Sachbearbeiterin, dass Sie noch nicht absehen können, wie sich die Krankheit entwickelt, und Sie daher unbedingt den Schutz brauchen.«

Tatsächlich habe ich Glück und bekomme meine Sachbearbeiterin direkt ans Telefon. Sie ist wirklich nett, und wir führen ein längeres Gespräch. Ich erkläre ihr meine Situation, und sie hört mir aufmerksam zu. Sie notiert sich alle meine Angaben, versichert mir, sie noch einmal zu prüfen, und wünscht mir alles Gute für meine Zukunft. Und wirklich, eine Woche später halte ich die Bestätigung meiner Gleichstellung in den Händen. Noch weiß ich nicht, wie viel diese mir in meiner Zukunft noch bringen wird. Trotzdem freue ich mich und bin froh, hartnäckig geblieben zu sein. Es gibt mir wirklich ein wenig mehr Sicherheit für die Zukunft.

Mittlerweile ist der sechste Schwangerschaftsmonat fast rum, und ich schiebe bereits einen beachtlichen Bauch vor mir her. Langsam muss ich mich entscheiden, in welcher Klinik ich entbinden möchte, und besuche daher sogenannte Kreißsaalbesichtigungen. Schnell entscheide ich mich für die Uniklinik, in der ich auch schon zur Diagnose der multiplen Sklerose war. Das hat zwei Gründe: Zum einen ist es die einzige Klinik in der Nähe, die neben dem Kreißsaal auch eine Kinderklinik hat. Somit wäre unser Mädchen schnell versorgt, falls es zu Komplikationen kommen sollte. Zum anderen sind in der Neurologie bereits alle meine Daten vorhanden, und die MS-Ambulanz kann mir ebenfalls weiterhelfen, falls ich unter der Geburt akute Probleme wegen der MS bekommen sollte. Das ist zwar sehr unwahrscheinlich, aber ich fühle mich damit einfach sicherer.

Vor der Geburt habe ich ein Gespräch mit dem Chefarzt der Geburtsklinik, zu dem Paul mitkommt. Der Arzt spricht mit uns über die Geburt und darüber, wie wichtig es ihm ist, alles dafür zu tun, dass diese natürlich verläuft. Er ist deutschlandweit bekannt dafür, dass er auch Zwillinge per Spontangeburt entbindet oder Babys in Beckenendlage ohne Kaiserschnitt auf die Welt begleitet. Natürlich kommen wir auch bald auf meine Grunderkrankung zu sprechen – schließlich ist sie in meinem Mutterpass vermerkt. Er fragt mich, welche Auswirkungen die MS bisher auf mich habe. Dann schaut er mich fest an, legt seine Hand auf meine und sagt: »Frau Hubinger, wissen Sie, ich habe schon zahlreiche werdende Mütter mit MS kennenlernen und bei der Geburt ihrer Kinder begleiten dürfen. Nie hat eine von ihnen starke Einschränkungen gehabt, nie kam es aufgrund der Erkrankung zu Komplikationen. Viele von ihnen habe ich nicht nur bei einer, sondern auch bei zwei, drei oder mehr Geburten begleitet. Machen Sie sich keine Sorgen, die MS wird Ihnen Ihr Leben nicht verderben. Und Sie haben wirklich einen tollen Partner an Ihrer Seite. Der wird Sie auch in Zukunft mit dem Kind unterstützen, wo es nur geht. Sie können sich wirklich glücklich schätzen. Konzentrieren Sie sich bitte nur darauf, und machen Sie sich nicht zu viele Gedanken. Bald wird Ihre Tochter in Ihren Armen liegen, und dann wird nur sie für Sie wichtig sein. Zwischendurch werden Sie Ihre MS total vergessen. Und das wird Ihnen unheimlich guttun.«

Mir laufen Tränen über die Wangen. Schließlich bin ich gerade ein hormongeschwängertes baldiges Muttertier. So viel Empathie rührt mich ungemein, insbesondere von einem Arzt. Zu wenige habe ich in den letzten Wochen und Monaten kennengelernt, die sich Zeit für mich nehmen und mir Mut zusprechen. Ich bin dankbar und habe das Gefühl, hier am richtigen Ort und in guten Händen zu sein.

Oh, ich freue mich auf meine kleine Schnecke und kann es nicht erwarten, bis ich sie sehen, spüren und riechen kann. Wie wird sie wohl aussehen? Wem wird sie ähnlicher sehen? Was wird sie für ein Kind werden, was wird sie mögen? Ich bin total aufgeregt, wie es sein wird, ihre Mutter zu sein. Ich habe ja noch überhaupt keine Erfahrungen mit Babys. In meiner Familie bin ich die Erste meiner Generation mit Nachwuchs. Und auch in meinem Freundeskreis gibt es bisher kaum junge Familien, von Melanie und Dominik und ihrem süßen Sohnemann Julius mal abgesehen. Aber die drei wohnen ja leider in Berlin, und bislang hatte ich noch keine Gelegenheit, Julius persönlich kennenzulernen. Das macht mir zwischendurch auch ein wenig Angst. Ich hatte noch nie ein Baby auf dem Arm, wie soll ich überhaupt wissen, wie ich so ein kleines Menschlein halten soll? Aber Paul spricht mir Mut zu: »Ach, du wirst schon sehen, das wirst du ganz von allein können. Und ich bin ja auch noch da.«

»Ja, aber du hast während deiner Krankenpflegerausbildung auf der Säuglingsstation gearbeitet. Du hast wenigstens

Übung in der Pflege von Babys. Ich weiß ja noch nicht einmal, wie ich eine Windel wechsele.«

»Das klappt schon«, sagt mein Mann ungerührt. »Die Dinger sind selbsterklärend.«

KAPITEL 17

Im letzten Schwangerschaftsdrittel geht es mir immer besser. Die MS-Symptome sind fast komplett weg. Ich habe kein Kribbeln mehr in den Händen oder Armen, das Korsett, das ich manchmal um Brust und Taille gespürt habe, ist ebenfalls verschwunden, und auch die Ameisen in den Beinen haben sich still und leise verabschiedet. Mir geht es richtig gut, ich bin nicht mehr so müde wie am Anfang, gehe zweimal die Woche zum Sport, Wassergymnastik und Yoga, und freue mich tierisch auf meine kleine Madame. Einen Namen haben wir auch schon für sie. Emma soll sie heißen. Irgendwie hat sich mein Bauch einfach nach einer Emma angefühlt. Die Kleine boxt und tritt mich regelmäßig und zeigt mir so, dass sie da ist und sich augenscheinlich freut, uns bald kennenzulernen. Regelmäßig hat sie Schluckauf, und ich spüre ihre Hickser an meiner Bauchdecke. Wir freuen uns unglaublich auf unsere Tochter und haben bereits alles für ihre Ankunft vorbereitet. Wir haben ihr ein schönes Zimmer eingerichtet. Schlafen wird die Maus in demselben Bettchen, wie ich es getan habe, denn meine Eltern haben es aufbewahrt und sind jetzt überglücklich, dass es noch einmal zum Einsatz kommt.

Als ich zum letzten Mal vor der Geburt bei der Wassergymnastik bin, werde ich dort von den anderen Frauen zu meinen Erfahrungen mit der MS und der Schwangerschaft befragt. Einige von ihnen sind zwischen zwanzig und dreißig Jahre älter als ich. Als sie in dem Alter waren, um schwanger zu werden, wurde ihnen damals noch dazu geraten, mit der Erkrankung besser keine Kinder zu kommen. Die Ärzte waren sich nicht einig, welche Auswirkungen Schwangerschaften auf die multiple Sklerose haben können. Daher haben sich damals zwei der Frauen gegen Kinder entschieden. Auch da sie zu große Angst hatten, sich einmal nicht mehr um die Kinder kümmern zu können. Zu sicher schien die Aussicht auf ein Leben im Rollstuhl und die volle Pflegebedürftigkeit. Heute sind sie Mitte fünfzig und beide auf einen Rollator angewiesen. Ansonsten geht es ihnen gut.

»Hast du denn gar keine Angst davor, dass du einen Schub bekommst und auf Hilfe angewiesen sein wirst?«, fragt mich Brigitte.

»Nein, eigentlich nicht. Irgendwie wird das alles klappen. Ich habe ja auch noch einen Mann, der sich ebenfalls kümmern wird, und auch meine Eltern haben mir zugesichert, dass sie notfalls einspringen, wenn unser Kind und ich Hilfe benötigen sollten«, antworte ich.

»Aber was machst du, wenn es dir immer schlechter geht? Dann wächst dein Kind mit einer kranken Mutter auf«, gibt Petra zu bedenken.

»Ist das denn so schlimm?«, antworte ich. »Schließlich weiß keine Mutter, was ihr im Laufe ihres Lebens widerfahren wird. So viele haben Unfälle, bekommen Krebs oder eine andere Erkrankung im Laufe ihres Lebens. Niemand kann die Zukunft voraussehen. Und mal abgesehen davon, denke ich nicht, dass ein Kind unbedingt eine gesunde Mutter braucht. Ich glaube, dass ein Kind auch mit einer kranken Mutter eine tolle Kindheit haben und behütet aufwachsen kann. Deswegen liebe ich es nicht weniger. Und deswegen wird es mich nicht weniger lieben.«

Während ich das sage, merke ich, dass ich emotional werde und mir die Tränen in die Augen schießen, hochschwanger und hormongetränkt, wie ich bin. Außerdem kann ich gar nicht verstehen, warum Frauen, die quasi im gleichen Boot wie ich sitzen, nicht nachvollziehen können, was ich fühle. Ich fühle mich angegriffen, als müsse ich mich für meine Entscheidung, ein Kind zu bekommen, rechtfertigen.

»Ja, aber vielleicht kannst du irgendwann nicht mehr so gut laufen und rennen und nicht mit deinem Kind fangen spielen oder rumtoben. Das ist doch schade!«

»Dann spielen wir halt etwas anderes«, antworte ich knapp, »oder mein Mann übernimmt diesen Part.«

»Wie ist das eigentlich mit der Vererbung? Wie weit ist die Forschung diesbezüglich?«, will Petra nun wissen.

»Es gibt eine vier Prozent höhere Wahrscheinlichkeit für Kinder von MS-Patienten, ebenfalls an einer multiplen Sklerose zu erkranken. Das ist ein vergleichsweise geringer Prozentsatz. Die Wahrscheinlichkeit, an anderen Krankheiten zu erkranken, ist höher. Daher war das für meinen Mann und mich kein Hindernis«, erkläre ich wieder einmal.

Da mischt sich eine dritte Frau, Meike, in unser Gespräch ein. Sie ist ungefähr in meinem Alter, und ich weiß, dass es die MS mit ihr nicht gut meint. Sie hat schon verschiedene MS-Therapien getestet und trotzdem etliche Schübe erlitten. Zeitweise kann sie gar nicht mehr laufen.

»Aber in meiner Familie gibt es weitere Fälle der multiplen Sklerose. Und einige haben auch Diabetes. Also ich würde das mit der Vererbung nicht so auf die leichte Schulter nehmen«, erklärt sie.

Am liebsten würde ich abtauchen. Warum habe ich mich überhaupt auf dieses Gespräch eingelassen? Nur weil wir alle MS haben, muss das nicht bedeuten, dass wir auch alle dieselbe

Meinung haben. Davon war ich irgendwie automatisch ausgegangen. Aber nein, wir sind alles Persönlichkeiten mit einer eigenen Geschichte. Jede von uns hat aufgrund der MS harte Zeiten durchgemacht. Jede von uns geht anders damit um. Ich weiß nicht, wie ich in zwanzig Jahren über die Erkrankung denke, was sie aus mir gemacht haben wird und wie ich mit ihr umgehen werde. Ich weiß nur, dass ich mir durch sie nicht den Spaß am Leben verderben lassen möchte.

»Das tue ich auch nicht«, antworte ich schließlich. »Ich habe mich einfach nur für ein Kind entschieden. Vielleicht ist es ja auch sogar der schwierigere Weg, zusätzlich zur Krankheit diese Verantwortung zu übernehmen.«

Die Frauen schauen mich mit großen Augen an. Darauf bekomme ich keine Antwort. Zum Glück ist die Wassergymnastik fast gleichzeitig zu Ende. So schnell war ich noch nie aus dem Wasser heraus. Paul holt mich ab, und ich dirigiere ihn zur Eisdiele. Er schaut mich fragend an, und ich antworte: »Frag bitte nicht. Ich sag dir nur so viel: Es ist mir gerade total egal, was das für Auswirkungen hat, aber ich brauche jetzt ein Spaghettieis.«

KAPITEL 18

Und dann ist es endlich so weit: Morgens auf dem Weg in die Dusche platzt meine Fruchtblase. Die Geburt geht also los, allerdings habe ich noch keine Wehen. Paul und ich schnappen uns die schon vor Wochen gepackte Kliniktasche und machen uns auf den Weg ins Krankenhaus. Natürlich sind wir total aufgeregt. Schließlich werden wir unsere Tochter bei uns haben, wenn wir wieder nach Hause kommen.

Doch Emma lässt sich Zeit. Nach anderthalb Tagen des Wartens, Umherlaufens, um die Wehen in Gang zu setzen, Pressens und Hechelns ist sie dann endlich da. Sie ist gesund und munter, hat zehn Fingerchen und zehn Zehchen, zwei Arme und zwei Beine und ist wunderschön. Als sie aus meinem Bauch heraus ist, schaut sie sich erst einmal ganz ruhig um, bevor sie anfängt zu schreien. Mein kleines rosiges Mädchen liegt in meinen Armen, und ich kann gar nicht aufhören, sie anzuschauen. Genau jetzt in diesem Moment weiß ich: Alles wird gut. Ich brauche wegen der MS keine Angst zu haben. Wir beide, Emma und ich, werden das schaffen. Ich spüre so viel Liebe und Zuversicht in diesem Moment, ich könnte ganze Kriegsgebiete befrieden.

Alles ist so komplikationslos und wunderbar verlaufen, dass wir uns spontan entscheiden, nach der Geburt nicht im Krankenhaus zu bleiben, sondern mit unserer Kleinen direkt wieder in unser Heim zu fahren. Meine Hebamme unterstützt uns bei dieser sogenannten ambulanten Geburt. Für uns ist das genau die richtige Entscheidung. Zu Hause ist es ruhig und kuschelig wie in einem Kokon, und wir werden nicht durch den Klinikalltag gestört, sondern können uns ganz auf uns konzentrieren. Anfängliche Probleme mit dem Stillen bekomme ich nach kurzer Zeit in den Griff, und schon sind wir vollständig in unserem neuen Leben zu dritt.

Es ist so schön, Paul mit unserer Tochter zu beobachten. Er nimmt sich sehr viel Zeit für die Kleine und schäumt ebenfalls über vor Liebe und Freude. Von Anfang an kümmert er sich hingebungsvoll um Emma. Er wickelt sie, versucht, sie zu beruhigen, wenn sie weint, schuckelt sie in den Schlaf oder geht in schlaflosen Nächten mit ihr spazieren. Und das, obwohl er nach drei Wochen Urlaub wieder zu arbeiten beginnt. Aber er möchte so viel Zeit wie möglich mit seiner Tochter verbringen und ihre Entwicklung ebenso mitverfolgen wie ich. Und natürlich versucht er, mich so gut es geht zu entlasten.

In den ersten Wochen nach der Geburt spüre ich die MS überhaupt nicht. Alle meine Symptome sind wie durch ein Wunder verschwunden. Ich spüre kein Kribbeln, keine Taubheit und auch keine Schwere auf meinen Gliedmaßen. Es fühlt sich einfach wunderbar an. Ich bin total glücklich: Ich habe ein entzückendes und vor allem gesundes Mädchen zur Welt gebracht und fühle mich hundertprozentig wohl. Damit habe ich überhaupt nicht gerechnet, da die Schubrate nach der Geburt eigentlich wieder erhöht ist, Statistiken zufolge um dreißig Prozent. Daher hatte ich mich eigentlich schon gedanklich darauf vorbereitet, dass es mir nach der Geburt eher schlechter gehen wird als vorher. Aber jetzt sind alle Symptome weg, und mein Körper fühlt sich wunderbar leicht an. Ich könnte die ganze Welt umarmen!

Doch dann meldet sich die MS zurück. Pünktlich zum Ende des Wochenbetts, nach acht Wochen, sind die Symptome wieder da. Nicht schlimmer oder heftiger als vorher, daher mache ich mir keine Sorgen, dass es sich um einen Schub handeln könnte. Sie sind einfach wieder da, so wie sie bereits waren. Ich spüre sie nur besonders, wenn ich eine schlechte Nacht mit Emma hatte und sie mich nicht so viel hat schlafen lassen. Dann habe ich Ameisen unter der Haut oder spüre auch wieder das Korsett um meinen Brustbereich. An diesen Tagen hilft mir dann nur eines: mich auszuruhen und meiner Situation anzupassen. Ich mache dann auch oft Entspannungsübungen, die mir meine Yogalehrerin gezeigt hat. Dagegen anzukämpfen bringt überhaupt nichts, dann werden die Gefühlsstörungen eher noch stärker. Und das möchte ich auch gar nicht, denn die Angst vor einem erneuten Schub, gerade als frischgebackene Mama mit Säugling, schwebt über meinem ganzen Leben. Ich bin sehr froh und dankbar, wie die Schwangerschaft und die Geburt gelaufen sind, und möchte auf gar keinen Fall riskieren, neue Beeinträchtigungen dazuzubekommen.

Wenn ich uns mit gesunden frischgebackenen Eltern vergleiche, fällt mir ein deutlicher Unterschied auf: Sobald Emma schläft, versuchen wir, uns ebenfalls auszuruhen. Wir lassen den Haushalt liegen und strecken uns auf dem Bett oder Sofa aus. Auch planen wir nicht so viele Verabredungen und gehen abends relativ früh ins Bett. Spätestens um einundzwanzig Uhr liegen wir in den Federn. Emma hat einen hartnäckigen Zwei-Stunden-Rhythmus, in dem sie nachts wach wird. Dieser wird sich das ganze erste Jahr über halten. Da Schlaf und Ruhe insbesondere für meine multiple Sklerose wichtig sind, achte ich penibel darauf, dass ich davon genug bekomme. Während andere Mamas aufräumen und das Haus putzen, mache ich ein

Nickerchen oder Entspannungsübungen. Auch fahre ich Emma nicht im Kinderwagen spazieren, damit sie einen Mittagsschlaf macht, sondern bin dann immer mit ihr zu Hause. Paul macht einfach mit.

»Als würden Schlaf und Ruhe nur bei einer MS guttun«, sagt er zu mir, »Schlaf tut doch jedem Menschen gut und sorgt für Entspannung. Es schadet mir sicherlich nicht, mich ebenfalls auszuruhen. Eigentlich sollten viel mehr Menschen auf ihre Ruhezeiten achten.« Ach, ich könnte ihn knutschen, wenn er mich so unterstützt und alles so pragmatisch sieht. Mache ich auch, und es fühlt sich wunderbar an.

Abgesehen von den Ruhe- und Entspannungszeiten, die ich mir häufiger nehme, unterscheide ich mich nicht von anderen Mamas. Ich kann alles ganz genauso tun wie sie und bin nirgends eingeschränkt. Ich gehe ganz normal zur Rückbildungsgymnastik und kann dort alle Übungen mitmachen. Ich stille meine Emma, so wie die anderen Mütter ihre Kinder stillen. Ich gehe genauso wie sie mit Emma spazieren und freue mich über jeden Entwicklungsschritt, den meine Kleine macht. Sie entwickelt sich völlig normal und ist ein fröhliches Kind, das mich jeden Morgen beim Aufwachen anstrahlt und mir Mut macht und Kraft gibt. Außenstehende sehen und merken mir nicht an, dass bei mir etwas anders ist. Und es geht mir super dabei.

Zwei Monate nach der Geburt habe ich wieder einen Termin bei »Prof. Hastig«, meinem Neurologen. Natürlich möchte er wissen, ob ich nicht abstillen möchte. Schließlich sei es ja auch anstrengend, nachts mehrere Male zum Stillen geweckt zu werden. Aber es geht mir gut, das Stillen klappt einwandfrei, und ich genieße die Nähe zu meinem Baby. Daher habe ich beschlossen, diese Entscheidung Emma zu überlassen. Ich werde sie so lange stillen, wie sie es möchte. Der Neurologe akzeptiert meine Entscheidung, wiederholt allerdings mehrmals, dass ich mich bitte sofort melden solle, wenn ich das Gefühl habe, einen erneuten Schub zu haben. Dann würde ich Kortison brauchen und müsse höchstwahrscheinlich sowieso abstillen. Aber ich stelle meine Ohren einfach auf Durchzug. Solange mein Körper keine entsprechenden Signale sendet, werde ich meine Emma stillen. Schließlich ist das auch erwiesenermaßen das Beste für sie. Und ich will, wie jede Mutter, nur das Beste für mein Kind.

Das Ende der Stillzeit leitet meine Kleine nach zehn Monaten ein. Pünktlich zu ihrer Eingewöhnung in der Krippe wendet sie sich von meiner Brust ab, wenn ich sie stillen möchte. Ich muss zugeben, dass ich nicht damit gerechnet habe, dass es dann doch so schnell geht, aber ich zwinge sie natürlich nicht dazu, weiter abends von meiner Brust zu trinken. Sie bekommt nun stattdessen eine Flasche vor dem Schlafen und schläft plötzlich durch.

Sobald ich abgestillt habe, purzeln bei mir auch die letzten Schwangerschaftspfunde. Um mich rum hatten alle anderen Mamas während des Stillens weiterhin Gewicht verloren. Bei mir hielten sich die Polster hartnäckig. Und das, obwohl ich weiterhin strikt auf meine Ernährung achtete und versuchte, möglichst gesund zu essen. Eine alte Schulfreundin hatte mir den Tipp gegeben, es mit ayurvedischer Ernährung zu versuchen. Sie hat einen ehemaligen Kinderarzt in der Bekanntschaft, der in seiner Rente (chronisch) Kranke nach der indischen Lebensweise berät. Das Prinzip sprach mich sofort an, denn hier geht es darum, den Körper mit entsprechender

Ernährung bei der Selbstheilung zu unterstützen. Vorher war es mir sehr schwergefallen, mich nach den Ergebnissen meines Allergietests und der Evers-Diät zu ernähren. Zu wenige Rezepte habe ich gefunden, an denen ich mich orientieren konnte, und gerade im Winter war es für mich nicht einfach, mich von Rohkost zu ernähren. Auch der Ayurveda-Arzt empfiehlt mir, auf verarbeitete Lebensmittel sowie auf Milch und Getreide zu verzichten. Zucker ist wieder erlaubt, aber in Maßen und dann nur geröstet und quasi stundenlang gekocht. Ich bekomme von ihm viele Rezepte an die Hand, nach denen ich nun kochen kann. Außerdem kann ich ihn bei Fragen jederzeit anrufen. Auch gibt er mir Tipps für Entspannungsübungen, Yogaübungen und Affirmationen zur Meditation. Insgesamt schmeckt mir die ayurvedische Ernährung sehr gut, und ich lasse mich voll auf sie ein. Auch Paul ist wieder ganz dabei und freut sich, dass auch er nun wieder öfter nach Rezept kochen kann. Ich lerne durch die Lehre, wie wichtig der Darm für mein Immunsystem ist, das bei mir ja irgendwie fehlprogrammiert ist und sich selbst angreift. Daher liegt der Fokus nach dem ayurvedischen Prinzip auch darauf, den Darm mit entsprechender Ernährung zu entgiften und zu stärken. Mir geht es damit sehr gut, und ich spüre neue Energie. Vielleicht ist es wirklich nur das Leben nach Ayurveda, vielleicht ist es das Gefühl, meine Erkrankung selbst beeinflussen zu können, vielleicht ist es von beidem ein bisschen. Mir ist das ehrlich gesagt egal. Hauptsache, es geht mir gut und ich habe eine gesunde Lebensweise gefunden, die ich vergleichsweise einfach in meinen Alltag integrieren kann.

KAPITEL 19

»Die Schwangerschaft und die bisherige Stillzeit waren eigentlich sehr entspannt und einfach«, sage ich zu meiner Freundin Melanie, als wir gemütlich zusammensitzen und uns endlich einmal wieder in Ruhe unterhalten können. Sie ist mit ihrem inzwischen acht Monate alten Sohn Julius zu Besuch bei uns.

»Ja, zum Glück. Überleg mal: So vieles hätte aufgrund der multiplen Sklerose passieren können. Es hätten weitere Schübe dazukommen oder deine Symptome schlimmer werden können. Nichts von alledem ist passiert – das ist wirklich super«, freut sich Melanie mit mir.

»Definitiv«, sage ich. »Ich habe von Patienten gelesen, die innerhalb von nur einem Jahr im Rollstuhl saßen und zu Pflegefällen wurden. Ich habe von Müttern gelesen, die zahlreiche Schübe während der Schwangerschaft hatten und daher mit Kortison behandelt wurden oder denen es nach der Geburt so schlecht ging, dass sie sich nicht um ihre Babys kümmern konnten. Nichts davon ist bei mir eingetreten. Ich bin so glücklich, dass ich eine unbeschwerte Schwangerschaft erleben durfte und meine Emma natürlich zur Welt bringen konnte, auch wenn es natürlich wehtat. Auch das Stillen klappt super, und ich kann sie so lange stillen, wie Emma und ich es wollen. Alles ist bisher gut gegangen. Mein Leben hat sich zwar komplett verändert, und ich lerne immer noch, damit umzugehen, aber ich bin unheimlich glücklich damit.«

Ich sehe, dass Melanie die Tränen in die Augen steigen, und sie nimmt mich in den Arm. »Du kannst wirklich stolz auf dich sein. Nee, nicht nur du – ihr könnt stolz auf euch sein! Ihr macht das so toll.«

»Natürlich gibt es auch Momente, in denen ich Angst habe. Insbesondere wenn Emma mich mal wieder nicht richtig schlafen gelassen hat und mein Körper stark kribbelt. Dann mache ich mir Sorgen, wie es vielleicht einmal irgendwann in der Zukunft sein wird, wenn ich einen schweren Schub haben sollte. Wenn ich vielleicht mal nicht mehr gehen oder sehen kann oder Schmerzen habe. Dann frage ich mich: Werde ich mich in solchen Situationen noch um Emma kümmern können? Wie sollen wir das dann alles organisieren? Und was machen wir, wenn diese Einschränkungen dauerhaft bleiben? Das erschreckt mich dann richtig.«

Melanie nickt nachdenklich.

»Doch dann muss ich immer daran denken, dass ich auch vor der Schwangerschaft nicht wusste, wie es sein würde. Ich denke an den Blumenstrauß der Möglichkeiten, den ich in der Hand hielt. Es waren auch viele negative darunter, und keine ist eingetreten.«

»Darauf stoßen wir an«, strahlt mich Melanie an und hebt ihr Sektglas. Ein Schlückchen Sekt gönne ich mir, auch wenn ich noch stille.

»Jawohl«, sage ich, »und auf die größte Aufgabe, die mir die multiple Sklerose in meinem Leben stellt: zu lernen, dass mein Leben nicht hundertprozentig planbar ist. Zu lernen, dass es im Leben nicht nur das Schöne, die Gesundheit und Glück gibt, sondern dass auch Hässliches und Krankheit dazu gehören.«

»Da hast du aber noch was vergessen«, sagt Melanie. Ich schaue sie fragend an. »Na, dass alles gut werden wird, natürlich!«

»Genau«, lache ich, »und darauf, dass alles gut werden wird!«

Beflügelt von all dem Glück, das wir in dieser ungewissen Zeit nach meiner Diagnose hatten, entscheiden Paul und ich uns dagegen, nach dem Stillen direkt mit entsprechenden Medikamenten zur Behandlung der MS zu beginnen. Wir setzen erneut alles auf eine Karte und möchten direkt versuchen, wieder schwanger zu werden. Schon immer, wenn wir über das Thema Kinder gesprochen haben, wollten wir, dass wir zwei Kinder haben und diese einmal möglichst nah beieinander sind. Ich bin Einzelkind, Paul und seine Schwester sind sechs Jahre auseinander. Dadurch hatten sie nie viele Gemeinsamkeiten. Das wünschen wir uns für unsere Kinder nicht. Wir möchten, dass nicht viel Altersabstand zwischen den beiden liegt und dass sie möglichst viel miteinander teilen können. Und so beginne ich nach einem Jahr Elternzeit, wieder zu arbeiten, bin aber schon erneut wieder schwanger. Auch dieses Mal hat es sofort geklappt. Und wieder habe ich sofort das Gefühl, dass alles gut werden wird.

Während meiner Abwesenheit durch die Elternzeit hat mein Arbeitgeber fusioniert. Ich komme zurück an meinen Arbeitsplatz, habe aber durch die Fusion neue Aufgaben, ein neues Team und einen neuen Vorgesetzten, der nicht mehr ein paar Büros weiter sitzt, sondern in Hamburg und somit 450 Kilometer entfernt arbeitet. Anfänglich weiß ich nicht, ob ich dem neuen Team von meiner multiplen Sklerose erzählen möchte. Noch sind die Positionen und Zuständigkeiten unter uns neuen Kollegen nicht endgültig geklärt. Es ist noch nicht sicher, wer wie viel Verantwortung übertragen bekommt. Als Mutter in Teilzeit, die aufgrund ihrer begrenzten Zeit wahrscheinlich eh schon keine Teamleitung übertragen bekommt, möchte ich nicht auch noch ein weiteres Stigma tragen. Ich möchte nicht nur für alle »die

Kranke« sein, die womöglich nicht so gut arbeiten kann wie die anderen. Daher entscheide ich mich schlussendlich dafür, nichts zu erzählen. Ich möchte meine neuen Kollegen erst einmal näher kennenlernen. Dann kann ich immer noch entscheiden, ob ich sie einweihe. Schließlich bin ich nicht verpflichtet, meinem Vorgesetzten oder meinem Team von meiner Erkrankung zu berichten, da sie keine Einschränkung für meine Aufgaben bedeutet.

Insgesamt habe ich ein gutes Gefühl, als ich meine neuen Arbeitskollegen und meinen Chef in Hamburg kennenlerne. Ich finde, dass ich mich gut positioniere, und meine anfänglichen Bedenken, dass ich als Mutter in Teilzeit bei der Aufgabenverteilung übergangen werde, erweisen sich als unbegründet. Mir gibt diese Dienstreise Auftrieb, und ich freue mich jetzt schon auf meine zukünftigen Aufgaben. Zum ersten Mal seit der Geburt von Emma bin ich von meiner kleinen Familie getrennt. Natürlich vermisse ich Paul und meine Maus total, aber es tut auch einmal wieder gut, nicht nur Mama zu sein. Ich treffe mich mit meinen Kollegen nach der Arbeit zum Essen und kann mich seit langer Zeit auch mal nur auf mich konzentrieren. Daher genieße ich diese Zeit und freue mich zeitgleich tierisch darauf, Emma wieder in meinen Armen zu halten. Am Ende der Dienstreise habe ich noch ein abschließendes Gespräch mit meinem neuen Chef.

Wir sprechen darüber, in welchem Bereich wir beide mich zukünftig sehen. Zum Glück haben wir dieselben Vorstellungen. Ich möchte gern einen Teil meiner Zeit von zu Hause aus arbeiten. Einfach weil das mit Kind und Krankheit stressfreier ist. Der Arbeitsbereich, den ich mir ausgesucht habe, bietet diese Möglichkeit, da ich nicht zwingend immer an ein und demselben Ort sein muss. Ich freue mich, dass meine Wahl auch für meinen Vorgesetzten in Ordnung ist und er sich vorstellen kann, dass ich mich hier gut einbringen kann. Von meiner zweiten Schwangerschaft erzähle ich noch nichts, da es noch etwas früh dafür ist. Insgesamt ist es ein sehr angenehmes Gespräch, und ich freue mich auf meine zukünftige Tätigkeit. Als ich eigentlich schon im Begriff bin zu gehen, räuspert sich mein Chef, schaut mich ernst an und beginnt, etwas gestelzt zu reden.

»Ähm, Frau Hubinger, da ist noch eine Sache, die ich gern mit Ihnen besprechen würde. Ihr Vorstand hat mir etwas von Ihnen erzählt. Also eigentlich darf der das ja gar nicht, weil das eine vertrauliche Information ist. Aber ich wollte Sie trotzdem darauf ansprechen. Meine Frau hat nämlich die gleiche Erkrankung wie Sie. Daher brauchen Sie sich keine Sorgen machen. Also ich habe da keine Vorurteile.«

Ich fühle mich plötzlich ganz klein. Alle Energie, alle Freude, die ich noch einen Moment zuvor gespürt habe, sind auf einmal verflogen. Augenblicklich schießen mir die Tränen in die Augen. Mein Kopf ist ganz leer, und ich weiß nicht, wie ich mich nun verhalten soll. Ich fühle mich hintergangen. Und machtlos. Und klein. Ich tue mir selbst leid: Scheiß multiple Sklerose! Scheiß Leben! Ich wollte wenigstens selbst bestimmen, wann und wem ich bei der Arbeit von der MS erzähle. Und dazu habe ich auch das Recht. Das hat sich mit einem Schlag erledigt. Mein ehemaliger Vorstand, eine Person, der ich vertraut habe, eine Person mit Führungsverantwortung, hat, ohne mich zu fragen, meinem zukünftigen Chef von meiner MS erzählt. Warum hat er das getan? Was sollte das? Irgendwann finde ich meine Stimme wieder. Mir laufen die Tränen die Wangen hinunter, und ich frage: »Warum hat er das getan? In welchem Zusammenhang hat er Ihnen davon erzählt?«

»Das hatte gar keinen besonderen Anlass. Wir sind zusammen Aufzug gefahren, und dann hat er es mir erzählt. Ich hatte das Gefühl, dass er Sie schützen wollte. Trotzdem habe ich ihm natürlich gesagt, dass das eigentlich eine vertrauliche Information ist.«

Mir ist schlecht. Jetzt weiß mein neuer Chef direkt Bescheid. Was hat das nun für Auswirkungen auf meine zukünftige Position und auf meine Beurteilungen? Wenn seine Frau ebenfalls multiple Sklerose hat, muss das nicht unbedingt positiv sein. Es kann ja auch sein, dass es ihr sehr schlecht geht und er insgeheim denkt, dass es bei mir bald ebenfalls so sein wird.

»Wie geht es Ihrer Frau mit der MS?«, frage ich ihn daher schließlich.

»Leider nicht so gut«, antwortet er. »Sie hatte von Anfang an Probleme mit dem Gehen und kann sich mittlerweile fast nicht mehr fortbewegen. Darüber hinaus ist sie wegen der MS Schmerzpatientin und kann deshalb auch nicht mehr arbeiten. Sie wollte das lange nicht wahrhaben. Darf ich fragen, wie es bei Ihnen anfing?«

Genau das hatte ich befürchtet. *Kann nicht mehr gehen* und *Geht nicht mehr arbeiten,* hallt es in meinem Kopf nach. Scheiße! Und dann beginne ich, ihm von meinen Beeinträchtigungen und meiner Diagnose zu berichten.

»Das hat bei Ihnen ja viel positiver angefangen als bei meiner Frau. Sie hatte vor 15 Jahren Gangschwierigkeiten nach dem Fahrradfahren.«

Und so unterhalten wir uns weiter, wie es seiner Frau und mir im Vergleich geht. Am Ende muss ich nicht mehr weinen.

Meine Enttäuschung und Frustration weichen einer sarkastischen Gelassenheit. Jetzt kannst du eh nichts mehr daran ändern, denke ich mir. Er wird schon sehen, dass ich noch leistungsfähig bin und nicht mit Samthandschuhen angefasst werden muss.

Eigentlich ist es ein angenehmes Gespräch, und mein Chef gibt sich Mühe, mir zu zeigen, dass er mich wegen meiner Krankheit nicht verurteilt. Obwohl er nicht dazu verpflichtet ist, spricht er so offen über die MS seiner Frau. Heute kann ich das wertschätzen, aber damals war ich viel zu überrumpelt.

Am Ende gibt er mir noch einen Tipp: »Frau Hubinger, ich rate Ihnen, den neuen Kollegen erst einmal nicht von der MS zu erzählen. Ich bin mir nicht sicher, ob alle so wertfrei damit umgehen können. Auch in den kommenden Monaten wird hier im Haus noch umstrukturiert, und ich kann Ihnen noch nicht garantieren, dass es nicht doch noch einmal unsere Abteilung betreffen wird. Behalten Sie die Erkrankung am besten erst einmal für sich, bevor sie Ihnen noch negativ ausgelegt wird. Und falls es irgendetwas gibt, das ich für Sie tun kann, dann melden Sie sich bitte bei mir. Ich befasse mich außerdem auch intensiv mit der MS-Forschung, und wir haben gute Kontakte zu den Hamburger Kliniken. Falls ich Ihnen diesbezüglich weiterhelfen kann, lassen Sie es mich bitte wissen.«

Dann mache ich mich auf den Rückweg zum Bahnhof. Auch wenn es am Ende doch noch ein gutes Gespräch war, muss ich erst einmal wieder weinen, als ich allein bin. Ich bin trotz allem frustriert. So frustriert, dass ich das mache, was viele Frauen bei Frustration machen: Schuhe kaufen.

KAPITEL 20

Abgelenkt durch Emma und meine Rückkehr in den Beruf, verfliegen die ersten Wochen der zweiten Schwangerschaft wie im Flug. Auch diesmal ist mir wieder permanent übel. Auch diesmal muss ich nicht spucken, aber ich weiß zeitweise vor lauter Übelkeit gar nicht, was ich essen soll. Aber ansonsten geht es mir gut, und es gibt keinerlei Auffälligkeiten. Die MS hält sich weiterhin dezent im Hintergrund und ärgert mich wenig, trotz Stress aus der Dreifachbelastung Kleinkind – Job – Schwangerschaft. Dazu trägt insbesondere bei, dass es Emma sehr gut in der Kita gefällt und sie jeden Morgen gern hingeht. Das erleichtert es mir ungemein, arbeiten zu gehen oder auch mal nach der Arbeit noch ein halbes Stündchen die Beine hochzulegen, bevor ich mich wieder um Emma kümmere.

Parallel haben Paul und ich begonnen, uns nach einer größeren Wohnung umzuschauen. Noch wohnen wir in einer Dreizimmerwohnung, die sich nicht wirklich für eine vierköpfige Familie eignet. Allerdings ist der Markt für größere Mietwohnungen rar und teuer. Wir kennen kaum Familien, die eine Vierzimmerwohnung oder sogar eine noch größere bewohnen. Trotzdem beginnen wir erst einmal, uns direkt in Frankfurt nach einer neuen Bleibe umzuschauen. Schnell sind wir ernüchtert. Es gibt kaum Angebote, und wenn es entsprechende Wohnungen gibt, wird darauf hingewiesen, dass dort bitte keine Kinder einziehen sollen. Ob es wirklich so viele alleinstehende ältere Damen in der Mainmetropole gibt, die 120-Quadratmeter-Wohnungen suchen, wagen wir zu bezweifeln. Aber es hilft alles nichts: Wir finden keine größere Wohnung, die auch noch halbwegs bezahlbar ist. So treffen wir nach einer zermürbenden Suche irgendwann die Entscheidung, die Frankfurter City gegen die Vorstadt einzutauschen. Inklusive Reihenhaus und Garten. Als wir endlich fündig werden, fühlt Emma sich sofort pudelwohl in der neuen Nachbarschaft, und wir können es kaum abwarten, bis unser Neubauhäuschen fertig ist und wir einziehen können.

Zum Glück ergattere ich sofort einen Kitaplatz für Emma, und sie kann problemlos wechseln. Dazu trägt insbesondere meine Gleichstellung mit Schwerbehinderten bei, die für einen Kitaplatz herangezogen wird. Damit hatte ich gar nicht gerechnet. Sagte die Kitaleitung zunächst noch, dass es total schlecht aussehe und sie mir frühestens in einem Jahr einen Kitaplatz anbieten könne, erklärte sie mir nach Sichtung all meiner Unterlagen dann: »Schauen Sie, diese einhundert Anmeldungen waren vor Ihnen auf der Liste. Mit Ihrem Nachweis der Behinderung rutschen Sie von hier unten nach ganz oben. Nach den Sommerferien können wir mit der Eingewöhnung von Emma beginnen.«

Sofort erinnere ich mich an die Worte von Frau Schmidt-Kuhlenberg, die mich dazu gedrängt hat, mich unbedingt um die Gleichstellung zu kümmern. Dafür bin ich ihr immer noch sehr dankbar, denn ich hatte überhaupt nicht darüber nachgedacht, dass diese auch in solchen Angelegenheiten berücksichtigt wird. Aber klar: Diese Bescheinigung soll helfen, den Arbeitsplatz so lange wie möglich zu erhalten. Und das geht halt im Falle einer jungen Mutter nur mithilfe eines Kitaplatzes. Ich habe fast schon ein schlechtes Gewissen gegenüber all den anderen Eltern, die verzweifelt einen Kitaplatz für ihre Kinder suchen. Aber auf der anderen Seite habe ich dafür die multiple Sklerose, die ich herzlich gern eintauschen würde.

Nun sind einige Wochen seit dem Gespräch mit meinem Chef vergangen, in dem er mir sagte, dass er von meiner MS weiß. Bisher hat er Wort gehalten und behandelt mich nicht anders als meine Kollegen. Und ich habe wirklich alle Aufgaben übertragen bekommen, die ich angestrebt habe. Hier hat er auch im Nachhinein keinen Rückzieher gemacht. Im Job läuft also alles super, allerdings merke ich, dass ich nun, wo die Organisation des Umzugs in unser neues Häuschen noch dazugekommen ist, nicht mehr ausreichend Kraft habe. Ich sinke abends total fertig ins Bett, habe oft undefinierbare Schmerzen im Unterleib, und mein Schwangerschaftsbauch wird regelmäßig hart. Die Hebamme ist in Alarmbereitschaft, als ich ihr davon berichte.

»Sie müssen unbedingt aufpassen, dass Sie durch den Stress nicht vorzeitige Wehen bekommen. Gehen Sie bitte zum Frauenarzt und besorgen Sie sich einen Krankenschein. Sie müssen nun, so gut es eben geht, für Ruhe sorgen.«

So hatte ich mir das eigentlich nicht vorgestellt. Die Arbeit macht mir Spaß, und ich habe für meine neuen Aufgaben auch ein kleines bisschen gekämpft. Ich möchte im Job jetzt nicht fehlen. Aber auch die Frauenärztin ist über die Entwicklung nicht begeistert und schreibt mich sofort krank.

»Wenn es nicht besser wird, müssen wir über ein Beschäftigungsverbot bis zum Ende der Schwangerschaft nachdenken«, sagt sie zu mir.

»Beschäftigungsverbot? Ich will kein Beschäftigungsverbot! Ich bin doch nur schwanger, nicht krank«, sage ich sofort.

»Ja, das mag sein. Aber Sie haben auch noch ein kleines Kind zu Hause, um das Sie sich kümmern müssen. Und wir wollen beide, dass Ihr Baby so lange wie möglich in Ihrem Bauch bleibt und optimal versorgt wird. Daher haben wir diese letzte Möglichkeit, falls es nicht dauerhaft besser werden sollte.«

Paul redet mir abends gut zu. »Das wird schon. Freu dich doch, dass es diese Möglichkeit für dich gibt, falls alles zu viel wird und dein Körper dir entsprechende Signale gibt. Du hast schließlich auch noch eine Grunderkrankung, für die Stress Gift ist. Möchtest du jetzt in der zweiten Schwangerschaft etwa obendrauf noch einen MS-Schub bekommen? Sei doch froh, dass es das Beschäftigungsverbot gibt, das dich und das Mini schützt, und du trotzdem dein Gehalt bis zum Ende der Schwangerschaft erhältst. Das ist doch super!«

Ich finde den Gedanken trotzdem befremdlich. Es ist ähnlich, wie wegen der multiplen Sklerose nicht mehr arbeiten gehen zu können. Ich möchte leistungsfähig sein und nicht als schwach gelten. Es ist für mich gewöhnungsbedürftig, quasi im Kopf total frisch zu sein, aber körperlich nicht so zu können, wie ich gern würde. Auf der anderen Seite geht es hier nicht nur um mich, sondern auch um mein ungeborenes Kind. Darüber hinaus muss ich für Emma weiter funktionieren. Sie soll nicht auf ihre Mama verzichten müssen. Daher werde ich mich, falls es keinen anderen Ausweg gibt, wohl oder übel mit diesem Gedanken arrangieren müssen. Ob ich will oder nicht. Nun versuche ich aber erst einmal, mich so gut es geht zu entspannen. Damit ich auch wirklich Ruhe habe, haben meine Eltern angeboten, Emma für eine Woche zu sich zu nehmen. Das Angebot habe ich dankend angenommen, auch wenn es das erste Mal ist, dass Emma so lange von mir getrennt ist.

Ich muss mich erst einmal daran gewöhnen, dass Emma nicht bei mir ist. Höre ich irgendwo ein Kind schreien, muss ich mich zurückhalten, nicht instinktiv nach Emma zu schauen, die ja gar nicht da ist. Auch des Nachts horche ich anfangs noch wie ein Luchs danach, ob Emma ruft oder weint, weil sie schlecht träumt. Es ist schön, mich einfach einmal wieder entspannen und nur um mich kümmern zu können, aber auf der anderen Seite fehlt ein Teil von mir. Auch Paul geht es so. Er muss sich ebenfalls erst einmal daran gewöhnen, »kinderlos« zu sein. Zwischendurch schicken meine Eltern Videos von Emma, die sich bei Oma und Opa sichtlich wohlfühlt. Obwohl wir sie erst wenige Tage nicht gesehen haben, kommt es uns so vor, als hätte sie sich total verändert und einen riesigen Sprung gemacht. Sie wirkt so groß und selbstständig. Mein Baby fehlt mir so sehr!

Trotzdem tut mir diese kleine Auszeit sehr gut. Ich schlafe viel und ruhe mich ordentlich aus und merke dabei, dass es mir langsam wirklich besser geht. Ich habe wieder mehr Kraft und Energie, außerdem wird mein Schwangerschaftsbauch nicht mehr ständig hart. Das ist ein gutes Zeichen, denn jetzt weiß ich, dass es wirklich am Stress liegt. Trotzdem möchte ich mir von der Frauenärztin nicht direkt ein Beschäftigungsverbot ausstellen lassen, sondern probieren, ob es nicht vielleicht doch in Zukunft besser klappt.

Bei alldem habe ich allerdings die Organisation des Umzugs nicht eingerechnet. Das zusätzliche Kistenpacken am Wochenende fordert seinen Tribut: Die Frauenärztin zieht mich aus dem Verkehr und schreibt mich bis zum Ende der Schwangerschaft krank. Am Tag unseres Umzugs sitze ich daher auf einem Stuhl im Eingang unseres neuen Häuschens und sage unseren Helfern, wo sie welche Kiste hintragen sollen. Als ich irgendwann doch mithelfen möchte, schimpfen meine Freundinnen mit mir: »Setz dich sofort wieder auf deinen Klappstuhl! Wehe, du läufst hier die Treppen rauf und runter und rührst nur eine Kiste an! Du musst auf dich und dein Baby achten.«

Und dann ist irgendwann der Umzug geschafft. Abends sitze ich in unserem neuen Heim und kann es gar nicht fassen. Nun hat sich noch einmal einiges geändert: Zwei Jahre nach der Diagnose multiple Sklerose bin ich mit dem zweiten Kind schwanger und von der schicken Wohnung in der Frankfurter City in die Doppelhaushälfte im Umland gezogen. Auch daran habe ich noch vor zweieinhalb Jahren gar nicht gedacht und hätte es mir wahrscheinlich auch gar nicht vorstellen können. Zu groß wäre mir diese Veränderung erschienen. Zu erwachsen, zu gesetzt, zu unveränderbar. Aber heute fühlt es sich gut an. Richtig gut, und ich bin glücklich und dankbar.

KAPITEL 21

Je mehr ich nach dem Umzug zur Ruhe komme, desto besser geht es mir. Ich muss mich zwischendurch zwar immer mal ein wenig bremsen, doch nicht zu viel zu machen und zu erledigen, denn natürlich stehen immer noch ein paar unausgepackte Kisten herum, und zu putzen gibt es im Haus immer etwas. Aber es gelingt mir, regelmäßig die Beine hochzulegen und mich zu entspannen. Zum Glück haben wir sehr nette Leute in der Nachbarschaft. Immer mal wieder fragt eine der Nachbarinnen zum Beispiel, ob sie etwas vom Einkaufen mitbringen kann. Das ist einfach toll.

Die multiple Sklerose erinnert mich sehr wenig an ihre Anwesenheit, und ich bin körperlich fit, um den Sommer in unserem neuen Häuschen zu genießen. Emma fühlt sich richtig wohl in ihrer neuen Umgebung und auch in der neuen Kita. Wir haben einen Garten, in dem sie spielen und planschen kann, und in der Nachbarschaft wohnen viele Kinder im gleichen Alter, die sie alle erst einmal kennenlernt. Da gibt es zum Beispiel Maja, die direkt neben uns wohnt und mit Emma zusammen in die Kita geht. Gemeinsam liefern wir uns mit Maja und ihren Eltern, Sandra und Tim, feuchtfröhliche Wasserschlachten im Garten. Oder die Zwillinge von gegenüber, Norah und Linus, die Emma ziemlich toll findet, weil sie schon vier Jahre alt sind.

An anderen Häusern und unserer Straße wird noch eifrig gebaut. Manchmal schaut Emma einfach den Baggern und Bauarbeitern zu und ist glücklich. Das sieht dann total süß aus, wenn sie ausgestattet mit Keksen und ihrer Trinkflasche auf ihrem Klappstühlchen vor unserem Haus sitzt, die Baustelle beobachtet und brabbelnd die Bauarbeiten kommentiert. Jedes

Mal, wenn ich sie so glücklich dasitzen sehe, macht mein Herz einen kleinen Freudentanz, und ich könnte sie permanent fest drücken und abknutschen.

Regelmäßig habe ich nun Termine bei meinem Neurologen, der jedes Mal fragt, ob sich irgendetwas anders anfühlt oder ob es in der Zwischenzeit zu irgendwelchen neuen Beeinträchtigungen gekommen ist. Ob ich zum Beispiel Probleme beim Gehen bekommen habe. Aber zum Glück kann ich jedes Mal alle seine Fragen verneinen. Manchmal, wenn Emma nicht in der Kita ist, nehme ich sie mit zu den Terminen. »Prof. Hastig« fragt mich dann in schöner Regelmäßigkeit, wie mein Kleiner denn heißen würde. Ich überlege mehrmals, ob ich Emma nicht einfach mal als den kleinen Detlef vorstellen soll, und wundere mich, warum er nicht einfach den Namen meines Kindes in die Akte schreibt, damit er bei den kommenden Terminen einfach kurz nachlesen kann, wie die kleine Madame heißt. Schon würde ich mich wertgeschätzt fühlen. Das würde unser Arzt-Patienten-Verhältnis positiv beeinflussen und mein Vertrauen in den Arzt stärken. Wer weiß, wofür das alles noch gut wäre? Ich weiß einerseits, dass unser Gesundheitssystem den Ärzten die Zeit für solche persönlichen Aspekte nicht zugesteht, und kann daher auch nachvollziehen, warum sie mir nicht mehr Aufmerksamkeit widmen können. Auf der anderen Seite wünsche ich mir trotzdem für mich persönlich, den einen Arzt oder die eine Ärztin zu treffen, die sich diese Zeit einfach nimmt. Für mich. Um nicht jedes Mal enttäuscht zu sein, habe ich jedoch aufgehört, mich darüber aufzuregen. Ich erwarte einfach nicht mehr viel, dann überrascht mich vielleicht noch der eine oder andere Arzt.

Das Schlimmste an diesen Terminen ist für mich die Erkenntnis, dass ich jedes Mal die einzige junge Patientin im Wartezimmer bin und den Altersdurchschnitt erheblich senke. Ich frage mich dann, ob die Krankheit nicht einfach noch ein paar Jahre hätte warten können? Warum habe ich sie mit Anfang dreißig bekommen? Mitten im Leben? Warum musste ich mich schon so früh mit Medikamenten, Lähmungen, Pflegebedürftigkeit und Arbeitsunfähigkeit auseinandersetzen? Das hätte doch auch in zwanzig oder dreißig Jahren gereicht!

Während ich mit einer fröhlichen Emma auf dem Schoß darauf warte, dass ich aufgerufen werde, schauen mich vorwiegend ältere Menschen aus traurigen Augen an. Oftmals habe ich das Gefühl, ihre Gedanken in ihren Gesichtern lesen zu können: »Was hat die junge Frau mit dem Kind bloß? Oder ist das Kind etwa krank? Und schwanger ist sie auch noch?! Um Gottes willen, sie ist doch noch so jung!«

Vielleicht bilde ich mir das auch nur ein. Vielleicht sollte ich die traurigen Blicke gar nicht auf mich beziehen. Die haben wahrscheinlich gar nichts mit mir zu tun. Wahrscheinlich denken die Wartenden über ganz andere Dinge nach. Vielleicht schauen sie auch einfach nur traurig, weil sie gerade über den Grund ihres eigenen Termins beim Neurologen nachdenken oder weil sie starke Schmerzen haben.

Eines Morgens wache ich auf. Paul ist auf Dienstreise, und ich bin mit Emma allein. Ich liege im Bett und habe das Gefühl, dass sich alles um mich herum dreht. Mir ist schummerig im Kopf. Alles fühlt sich dumpf an – als wäre mein Gehirn in Watte gepackt. Und irgendwie dreht sich alles. Ich bekomme Panik. Das sind Symptome, die auch von der multiplen Sklerose kommen können. Das kann ein neuer Schub sein. Scheiße, scheiße, scheiße! Ich fange an, vor Panik zu weinen. Emma schläft zum Glück noch. Was tue ich bloß, wenn das ein Schub ist? Es ging mir doch so gut in den vergangenen zwei Jahren! Warum nur jetzt? Ich will das nicht. Ich hasse dich, du scheiß MS! Ich will dich nicht haben – schon gar nicht jetzt. Ich bin allein mit meiner Tochter zu Hause, mein Mann ist dreihundert Kilometer entfernt, und außerdem bin ich mit dem zweiten Kind schwanger. Ich will wegen der MS jetzt nicht auf Kortison angewiesen sein, ich habe Angst, dass mein Baby irgendeinen Schaden davonträgt. Du passt jetzt nicht in meinen Plan, du verdammte MS. Hör auf damit!

Aber leider hört der Zustand nicht auf. Er ändert sich lediglich etwas: Der Schwindel geht und kommt. Was bleibt, ist dieses dumpfe Gefühl in meinem Kopf. Panisch rufe ich meinen Paul an.

»Paul, du musst bitte sofort nach Hause kommen. Ich glaube, dass ich einen Schub habe. Mir ist so schwindelig, und es hört nicht auf.« Dann weine und schluchze ich so ins Telefon, dass ich gar nicht richtig verstehe, was Paul sagt. Er versucht, mich zu beruhigen.

»Ich komme so schnell ich kann. Halte durch! Wenn es geht, dann bring Emma in die Kita, damit du etwas Entlastung hast. Oder vielleicht kann eine Nachbarin Emma mitnehmen?«

Also schreibe ich unserer Nachbarin Sandra eine Nachricht und frage sie, ob sie Emma heute mit in die Kita nehmen kann. Sie ruft sofort an: »Julia, das ist gar kein Problem. Natürlich kann ich Emma mitnehmen. Sobald Maja und ich startklar sind, kommen wir rüber und holen Emma ab. Meinst du denn, dass du sie heute abholen kannst? Oder soll ich sie nachher auch wieder mit nach Hause bringen?«

»Danke, Sandra. Das ist lieb von dir. Du weißt gar nicht, wie mich das erleichtert. Paul ist schon auf dem Rückweg. Er meinte, dass er es schaffen wird, Emma nachher abzuholen.«

»Alles klar, dann weiß ich Bescheid. Falls er es doch nicht rechtzeitig schaffen sollte, melde dich einfach.«

Ich schwanke ins Bad, trockne meine Tränen und spritze mir kaltes Wasser ins Gesicht. Emma soll nicht sehen, wie sehr ich geweint und mich aufgeregt habe. Nach dem kalten Wasser geht es wieder etwas besser, und der Schwindel hört auf, sodass ich Emma wecken kann. Als ich sie in ihrem kleinen Bettchen so selig schlummernd liegen sehe, könnte ich direkt wieder anfangen zu weinen. Mein kleiner Schatz. Du weißt noch gar nicht, was deine Mama hat! Jetzt ist wahrscheinlich der Fall eingetreten, in dem ich mich nicht richtig um dich kümmern kann. Das tut mir unglaublich weh in meiner Seele, und ich habe ein richtig schlechtes Gewissen. Emma ist doch noch so klein, und ich möchte sie nicht mit meiner Krankheit belasten. Dann versuche ich, meine Tränen, Gedanken und Angst hinunterzuschlucken, und wecke Emma. Ganz verschlafen lächelt sie mich an und fällt mir um den Hals. Schon öffnen sich die Schleusen bei mir, und ich beginne erneut zu weinen. Emma drückt mich ganz fest und ganz lange. Als wüsste sie, dass ich das jetzt brauche. Dann streichelt sie mein Gesicht, küsst mich und drückt mich wieder.

»Mama, Mama, meine Mama«, flüstert sie immer wieder. So sitzt sie lange bei mir auf dem Schoß, und ich würde das am liebsten für den Rest des Tages machen und genießen: einfach die Welt und meine Sorgen vergessen und hier mit ihr zusammen sitzen.

Irgendwann schaut Emma mich an: »Mama, anziehen. Mama, Emma in die Kita.« Sie will sich anziehen. Mein kleiner Schatz kommt mir in diesem Moment so groß vor. Sie ist in diesem Moment so ruhig und dirigiert mich quasi durch die Situation. Sie sucht sich ihre Kleidung aus, zieht sich schon fast ganz allein an und sagt mir, was sie gern zum Frühstück essen möchte. Dabei ist sie ganz ruhig und streichelt und küsst mich immer wieder. Fast ist es so, als wäre ich das Kind und sie die Mama. Und dabei ist sie erst knapp anderthalb Jahre alt. Es klingelt, Sandra kommt, um Emma mit zur Kita zu nehmen.

»Der Papa holt dich heute Mittag ab«, sage ich noch zu ihr und drücke dann meine kleine Tochter noch einmal. Als die Haustür zufällt, breche ich wieder in Tränen aus und sinke zu Boden. Ich hasse die Welt, das Universum und ganz besonders die multiple Sklerose! Ich bin unglaublich wütend und kann gar nicht mehr aufhören zu weinen und zu schreien, so eine große Wut trage ich gerade in mir. Als diese erste große Wut aus mir heraus ist, habe ich Panik. Natürlich weiß ich ganz genau, was jetzt eigentlich zu tun wäre: Ich müsste jetzt schleunigst in der Praxis von »Prof. Hastig« anrufen und erzählen, dass ich wahrscheinlich einen neuen Schub mit Schwindel habe. Dann werde ich wahrscheinlich heute oder morgen noch einen Termin für die MRTs meines Kopfes und der Wirbelsäule bekommen, um zu schauen, ob ich neue entzündliche Stellen in meinem Hirn oder Rückenmark habe, die unter anderem den Schwindel auslösen. Aber ich will ja gar keine neuen Läsionen haben. Ich will das nicht und möchte mich am liebsten davor verstecken. Wegrennen.

Ich glaube, dass ich einen Schub habe, schreibe ich Melanie als SMS. Ich habe das Bedürfnis, mich mit ihr auszutauschen.

Scheiße!, schreibt sie binnen Sekunden zurück. *Was ist los?*

Schwindel. Alles schwankt.

Hast du Hilfe?

Ja. Nachbarin bringt Emma in die Kita. Paul ist auf dem Weg nach Hause.

Und was jetzt?

Sollte bei Arzt anrufen. Traue mich aber nicht. Dann wird es so real. Während ich hastig in mein Telefon tippe, kommen mir wieder die Tränen.

Los! Ruf beim Arzt an!, ermutigt mich Melanie. *Du schaffst das! Wenn das jemand schafft, dann du. Tschakka!,* lautet die nächste Nachricht.

Ich muss mich noch etwas beruhigen, aber dann mache ich den Anruf. Versprochen!, antworte ich.

Ich denke an Dich. Schreib mir bitte, wie es weitergeht, o.k.?, bittet mich Melanie.

Das mache ich. Danke!

»Tschakka!«, sage ich zu mir und überwinde mich, in der Praxis anzurufen. Unter Tränen berichte ich von meinem Schwindel. Die Sprechstundenhilfe versucht, mich zu beruhigen.

»Frau Hubinger, ich habe frühestens morgen freie Termine für die MRTs. Aber wir warten sowieso immer erst einmal 24 Stunden ab, ob die Symptome bleiben oder wieder weggehen. Oft ist es so, dass unter Stress – oder wenn ein Infekt im Anflug ist – alte oder auch neue Symptome auftreten. Von einem Schub spricht man erst, wenn diese Einschränkungen über 24 Stunden anhalten. Fühlen Sie sich krank?«

»Nein«, antworte ich schniefend, »krank fühle ich mich nicht. Aber ich habe eine kleine Tochter, wir sind gerade umgezogen, und ich bin zusätzlich schwanger. Daher ist es durchaus eine stressige Zeit gewesen.«

»Na, sehen Sie! Wie ist es mit Ihren ursprünglichen Symptomen? Haben Sie dauerhafte Einschränkungen?«

»Ja, ich habe Gefühlsstörungen und Taubheitsgefühle.«

»Spüren Sie diese zurzeit stärker?«

»Nein, die spüre ich gar nicht.«

»Und wie ist es mit dem Schwindel? Ist der dauerhaft, oder kommt er und geht wieder?«

»Er kommt und geht. Jetzt, in diesem Moment ist er nicht da.«

»Gut, dann warten wir jetzt wirklich erst einmal ab, wie es Ihnen morgen geht. Melden Sie sich bitte morgen früh um acht Uhr direkt noch einmal telefonisch. Die Termine für die MRTs halte ich Ihnen erst einmal frei. Diese wären um vierzehn und um sechzehn Uhr, gleich nebenan in der Klinik. Und falls der Schwindel wieder weg sein sollte, dann brauchen Sie nicht zu kommen.«

Nach dem Telefongespräch sacke ich erschöpft auf dem Sofa zusammen und schlafe ein. Ich wache erst zwei Stunden später wieder auf, als Paul nach Hause kommt. Er hat auf dem Heimweg an der Apotheke angehalten und ein Blutdruckgerät und Blutzuckerteststreifen gekauft.

»So, mein Schatz. Jetzt testen wir erst einmal, ob der Schwindel nicht vielleicht doch von niedrigem Blutdruck oder Blutzucker kommt.« Wie immer erweist sich mein Paul als Fels in der Brandung, bewahrt erst einmal Ruhe und denkt praktisch. Wir messen meine Werte, die jedoch völlig normal sind.

»Siehst du«, weine ich wieder los, »ich habe einen Schub. Ich habe einen beschissenen Schub von dieser scheiß MS!«

Paul schaut mich an und fragt: »Sag mal, Süße, wie geht es dir denn jetzt nach deinem Nickerchen? Wie lange hast du eigentlich geschlafen?«

Ich schaue verwirrt auf die Uhr. »Knapp zwei Stunden. Eigentlich geht es mir jetzt ganz gut. Der Schwindel ist gerade weg.«

»Das hört sich doch schon mal gut an. Hast du eigentlich mit der Praxis telefoniert?«

Ich erzähle ihm von dem Gespräch mit der Sprechstundenhilfe.

»Jetzt warten wir erst einmal ab, wie es dir heute weiterhin geht. Du bleibst schön auf dem Sofa liegen und ruhst dich aus. Ich koche uns was, und nachher hole ich Emma von der Kita ab. Du machst am besten gar nichts und erholst dich einfach.«

Schon weine ich wieder los. Weil ich Angst habe, dass der Schwindel wiederkommt, weil Paul endlich zu Hause ist und ich mit meinen Sorgen nicht mehr allein bin und weil er mir eine so große Unterstützung ist. Was würde ich nur ohne ihn tun?

Dann kocht mir mein Schatz einen ayurvedischen Gemüseeintopf, auf den ich mich hungrig stürze. Nach dem Essen misst er mir erneut meinen Blutdruck und den Blutzucker. Beide Werte sind immer noch völlig unauffällig. Triumphierend schaue ich Paul an, aber der sagt nur: »Ganz ruhig, Süße. Das kann sein, muss es aber nicht. Was ist mit dem Schwindel?«

»Bisher ist alles in Ordnung. Insgesamt fühle ich mich schon viel besser, seit ich geschlafen habe.«

»Also, weiterhin ist Ausruhen angesagt!«, bestimmt mein Mann und baut mir ein gemütliches Bett auf dem Sofa.

Er arbeitet noch etwas und zieht dann los, um unsere Schnecke von der Kita abzuholen. Er will mit Emma noch ein Eis essen, damit ich etwas mehr freie Zeit habe. Und ich? Ich schlafe und döse, danach schlafe ich wieder. Jetzt erst merke ich, wie erschöpft ich bin. Der Schwindel kommt zum Glück nicht wieder. Das zeigt mir, dass ich unbedingt bei solchen Anzeichen auf meinen Körper hören und mir absolute Ruhe verschaffen muss. Gegen diese Symptome oder »Erscheinungen« darf ich dann nicht ankämpfen und versuchen, mich selbst zu übertreffen. Nein, dann gibt es nur eines: Ruhe.

Ich bin sehr glücklich, als ich mich am nächsten Morgen bei meinem Neurologen für die Untersuchungen abmelden kann. Ich habe die Sprechstundenhilfe vom Vortag an der Strippe, die sich auch gleich an mich und meine Situation erinnern kann.

»Sehen Sie, Frau Hubinger, dann war es ja genau richtig, sich gestern auszuruhen. Falls der Schwindel wiederkommen sollte, melden Sie sich bitte sofort bei uns.«

»Ja, das werde ich machen«, antworte ich ihr und denke mir gleichzeitig, dass das bitte, bitte nicht passieren soll. Der Schwindel darf nicht zurückkommen. Ich will ihn nicht haben, insbesondere nicht jetzt, wo mein zweites Kind unterwegs ist und ich mich um Emma kümmern muss. Ich möchte unter allen Umständen für meine Kinder funktionieren. Daher schwöre ich mir, in Zukunft noch mehr auf Ruhe und Entspannung zu achten.

KAPITEL 22

Unter dem Motto *Ruhe und Entspannung* stehen auch die kommenden Wochen. Ich versuche, nicht zu viel zu machen und einfach die Zeit und den Alltag zu genießen und mich nicht von negativen Schwingungen herunterziehen zu lassen. Wenn zum Beispiel das Telefon klingelt und ich Tante Gerdas Nummer sehe, gehe ich einfach nicht ran. Daneben mache ich regelmäßig Yoga, was mir gerade jetzt in der Schwangerschaft unheimlich guttut. Zwischendurch kommt meine Mutter immer mal ein paar Tage vorbei, um mich zu entlasten. Es ist Herbst geworden, und Emma plagen die ersten Schnupfen, die ich direkt mit aufschnappe. Seit ich die multiple Sklerose habe, bin ich anfälliger für solche Infekte von Kindern geworden. Anscheinend kommt mein Immunsystem mit diesen Kinderkillerviren nicht mehr klar. Paul ist zwar auch häufiger krank als vorher, seit Emma Infekte aus der Kita zu uns nach Hause bringt, aber lange nicht so häufig wie ich. Ich habe bereits »Prof. Hastig« dazu befragt, aber der Neurologe konnte mir nicht bestätigen, dass MS-Patienten infektanfälliger sind als nicht chronisch kranke Menschen. Es gibt einige, denen es genauso geht wie mir, aber das trifft wohl nicht auf alle zu, auch wenn es sich um eine Autoimmunerkrankung handelt und das Immunsystem sich selbst angreift. Ich kann diese Anfälligkeit jedoch nur auf die MS zurückführen: Ich ernähre mich gesund, nehme viele Vitamine, Mineralien und Spurenelemente zu mir, habe bei meiner Heilpraktikerin alle möglichen Tests auf etwaige Mängel machen lassen und achte darauf, dass ich ab dem ersten Schietwetter das Haus nur noch mit Mütze und Schal verlasse. Und trotzdem trifft es mich immer wieder. Da ich jetzt, in der Schwangerschaft, nicht jedes Medikament gegen Erkältung & Co. einnehmen kann, werde ich zur wahren Hausmittelexpertin. Und wenn es nur der Glaube an die Hilfe aus der Natur ist, der hilft – egal! Hauptsache, ich kann irgendetwas gegen diese ständig wiederkehrenden Krankheiten unternehmen. Ich brauche das einfach. Nichts mag ich weniger als das Gefühl, machtlos zu sein.

Zum Glück kommt es zu keinem weiteren Vorfall mit Schwindel, und mich plagen keine neuen MS-Symptome. Je weiter die Schwangerschaft fortschreitet, desto besser geht es mir und desto weniger spüre ich meine treue Erkrankung. Genauso war es auch schon bei Emma, und ich bin sehr glücklich, dass es diesmal auch so läuft. So vergehen die letzten Wochen vor der Geburt schnell.

Gleichzeitig mache ich mir immer häufiger Gedanken zu meinem Umgang mit der multiplen Sklerose gegenüber meinen – bald zwei – Kindern. Natürlich spreche ich auch mit Paul darüber. »Meinst du, dass es richtig ist, so offen vor Emma und bald auch Geschwisterchen über die Krankheit zu sprechen? Schließlich ist sie noch sehr klein und versteht nicht alles. Ich habe in letzter Zeit gemerkt, wie sie immer öfter ruhig wird, wenn ich von der MS spreche. Sie hört dann zu und beobachtet mich ganz genau. Ich weiß nicht, ob das so gut für sie ist. Ich weiß nicht, ob ich unsere kleine Große schon von Anfang an mit der Krankheit belasten möchte.«

»Ich denke, dass sie sowieso bald schon begreifen wird, dass ihre Mama etwas anders ist als andere Mamas«, antwortet Paul. »Natürlich insbesondere, wenn wir weiterhin so offen in ihrer Anwesenheit darüber sprechen.«

»Ist das nicht viel zu viel für unsere Kleine?«, frage ich ihn noch einmal.

»Ich weiß es nicht«, sagt Paul. »Ist es das? Merkt sie nicht so oder so, dass bei ihrer Mama irgendetwas anders ist? Kinder haben oft so feine Antennen und spüren, ob es ihren Eltern gut oder schlecht geht. Ob sie Sorgen plagen oder sie glücklich sind. Wäre es dann nicht genau so schlimm, Emma lange im Unklaren zu lassen?«

»Hmmmh«, mache ich nachdenklich.

Paul spricht weiter: »Wäre es nicht schlimmer, die Krankheit vor ihr zu verbergen? Sie im Unklaren darüber zu lassen? Dann weiß sie nicht genau, was mit Mama los ist. Nur, dass mit Mama irgendwas nicht stimmt. Macht ihr das nicht womöglich mehr Angst?«

»Wahrscheinlich«, stimme ich Paul zu. »Ich fühle mich auch damit wohler, ihr von der MS zu erzählen. Ich möchte auf gar keinen Fall, dass Emma Angst vor dieser großen Unbekannten namens ›MS‹ hat. Außerdem schränkt mich die Erkrankung ja zurzeit nicht wirklich ein. Sie ist zwar da, aber ich kann genau so ein normales Familienleben leben wie andere Mütter. Das nimmt doch eigentlich auch viel Angst, oder?«

»Das denke ich auch«, meint Paul.

So sprechen wir sehr oft und sehr lange über all diese Fragen. Und doch sind wir uns immer einig: Wir werden Emma von Anfang mit der Erkrankung aufwachsen lassen, dasselbe gilt für unser zweites Kind. Wir werden sie nicht vor ihnen verbergen und offen in ihrer Gegenwart über meine Symptome sprechen. Aber wir werden sie auch nicht schlimmer machen, als sie im

Moment ist. Wir werden nicht mit ihnen darüber sprechen, zu welchen Einschränkungen diese Krankheit eines Tages bei mir führen kann. Eingeschränkte Gehfähigkeit, Blindheit, Müdigkeit, Schwindel, Taubheit, Inkontinenz, um nur einige Symptome zu nennen, das sind alles Zustände, die noch nicht da sind und irgendwann vielleicht kommen können. Aber nicht müssen. Niemand kann sie mit hundertprozentiger Sicherheit für mich voraussagen. Also müssen wir Emma und das Mini auch noch nicht mit diesen Einschränkungen belasten. Sie sollen sich nicht mehr Sorgen als nötig machen. Schon gar nicht, solange sie noch so klein sind. Wir werden versuchen, ihnen die multiple Sklerose schrittweise und altersgerecht zu erklären. Wenn sie irgendwann Fragen haben, werden wir versuchen, ihnen diese so zu beantworten, dass sie es verstehen und in ihr kindliches Weltbild einordnen können. Aber wir werden keine Horrorszenarien für die Zukunft beschreiben, sondern versuchen, so gelassen wie möglich damit umzugehen und keine Panik auszulösen: Die Mama hat multiple Sklerose. Das ist blöd, aber auch kein Weltuntergang. Und deswegen machen wir einfach das Beste daraus.

Für das Hier und Jetzt bedeutet das, dass ich weiterhin einfach von meinem Kribbeln und den Taubheitsgefühlen sprechen werde, wie ich es bisher auch schon getan habe. Sollte irgendwann noch ein anderes Symptom oder ein Schub dazukommen, werden Paul und ich dann entscheiden, wie wir in Gegenwart der Kinder darüber sprechen werden. Wichtig ist uns vor allen Dingen, dass wir den Kleinen keine Angst machen. Sie sollen so normal wie möglich mit der MS umgehen und ebenso normal aufwachsen können. Ohne Angst vor dieser schrecklichen Krankheit.

»Und wie werden wir uns verhalten, wenn es einmal richtig schlimm bei mir werden wird? Was werden wir dann sagen? Wenn ich zum Beispiel über Nacht nicht mehr laufen kann?«

»Damit setzen wir uns auseinander, wenn es einmal so weit ist«, meint Paul. »Wir gehen das alles Schritt für Schritt an und nehmen ganz einfach einen nach dem anderen. Wir belasten uns jetzt noch nicht mit Dingen, die vielleicht und eventuell irgendwann einmal eintreten werden. Das tut uns, insbesondere dir, nicht gut. Wenn wir uns zu viel mit solch negativen Gedanken beschäftigen, hat das bestimmt auch negative Auswirkungen auf uns. Daher denken wir erst darüber nach, wenn es so weit ist, und genießen bis dahin die Zeit. Denn sonst verpassen wir womöglich noch die schönen Momente in unserem Leben.«

Wieder einmal denke ich mir, dass ich ganz schön großes Glück mit meinem Paul gehabt habe! Was würde ich nur ohne ihn tun? Wie würde ich die Krankheit verkraften, wenn ich ihn nicht hätte? Er ermöglicht es mir, trotzdem noch die positiven Dinge in meinem Leben sehen und genießen zu können. Er steht voll und ganz hinter mir und ist bereit, mit einer kranken Frau zwei Kinder großzuziehen. Und das alles ohne irgendeinen Gram. Manchmal frage ich mich, ob das Universum uns genau deswegen zusammengebracht hat?

KAPITEL 23

»Hast du eigentlich mal überlegt, einen Blog anzufangen?«, fragt mich Melanie eines Tages, als wir telefonieren und wieder einmal feststellen, wie wenig wir eigentlich voneinander und unserem jeweiligen Familienleben mitbekommen. Klar, wir schicken uns ab und zu Bilder von unseren Lieben hin und her und telefonieren, um uns auf den neusten Stand zu bringen. Aber meistens ist zwischen den Telefonaten schon wieder so viel Zeit vergangen und so viel passiert, dass ich die Hälfte vergessen habe.

»Einen Blog? Was ist das denn?«

»Ja, so eine Art Onlinetagebuch. Wo du erzählst, was bei euch so los ist und wie es ist, wenn Nummer zwo da ist. Mit Bildern und Geschichten. Du schreibst doch gern.«

»Und wer soll das lesen?«

»Na, ich. Deine Eltern. Andere Freunde, die in aller Welt verstreut sind. Und Leute, die in einer ähnlichen Situation sind.«

Eigentlich eine schöne Idee, überlege ich. In der Tat wird sich unser Familienleben schon bald gehörig verändern. Dann werden Paul und ich Eltern von zwei Kindern unter zwei Jahren sein, ohne unterstützende Familie in der Nähe. Das wird unseren Alltag noch einmal gehörig durcheinanderwirbeln. Die zukünftigen Veränderungen kann ich dann in diesem Blog festhalten und irgendwann problemlos nachlesen, wie das alles so war, ganz am Anfang zu viert. Und vielleicht finden sich andere Mamas und Papas in meinen kleinen Berichten wieder, oder ich kann ihnen sogar Tipps und Hilfe geben. Wer weiß?

Also beginne ich nebenher, meine eigene Website in Form des Blogs aufzubauen. Lange überlege ich, wie ich diesen Blog nennen soll. Schließlich entscheide ich mich für den »Mädchennamen« meines Mannes. Er hatte seinen Geburtsnamen mit unserer Hochzeit abgelegt und meinen Nachnamen angenommen. So bleibt sein ursprünglicher Name noch ein kleines bisschen bei uns. Und da ich mich nun mal in erster Linie mit dem Mamasein beschäftige, entscheide ich mich für *Mama Schulze.*

Paul gefällt die Idee auch gut.

»Willst du auch über die MS schreiben?«, fragt er mich, als ich ihm beim Abendessen von meinem Vorhaben berichte.

Will ich das? Hm, ich weiß noch nicht. Schließlich wissen noch nicht alle meine Arbeitskollegen und Bekannten von meiner Erkrankung. Nicht, dass sie dann im Internet auf mich stoßen und sich wundern. Außerdem habe ich nicht das Gefühl, dass sich mein Leben bisher von dem anderer Eltern unterscheidet. Schließlich schränkt mich meine treue Begleiterin noch nicht allzu sehr ein. Irgendwie finde ich sie daher noch nicht erwähnenswert.

»Ich glaube, erst mal nicht.«

»Na ja«, sagt Paul, »falls du dich doch dazu entscheiden solltest, hast du mit *Mama Schulze* die passenden Initialen ja schon parat.«

Ich muss lachen. Daran habe ich noch gar nicht gedacht. M und S, die Initialen stehen auch für meine Erkrankung. Darüber hinaus ist Schulze ein weitverbreiteter Name in Deutschland und zeigt sehr treffend, dass die MS jeden und jede treffen kann.

So ist mein Blog *Mama Schulze* schnell geboren, und ich habe von Anfang an treue Leserinnen und Leser in Deutschland, Österreich und der Schweiz, die mich durch die letzten Wochen meiner zweiten Schwangerschaft virtuell begleiten.

Es ist ganz schön aufregend, wie das Internet fremde Menschen miteinander bekannt macht und einen am Leben anderer teilhaben lässt. Noch vor einigen Jahren wäre das undenkbar gewesen! Aber ich finde es toll, dass ich mich auf diese Weise auch in den ersten Wochen mit Baby, in denen ich unser Haus erfahrungsgemäß nicht viel verlassen werde, mitteilen und austauschen kann. Außerdem merke ich, dass gerade viele junge Mütter diesen Weg aus genau diesem Grund wählen. Da gibt es eine richtige kleine Mütter-Community im Netz, die sich gegenseitig hilft, Ratschläge gibt und füreinander da ist. Und das alles über die Blogs. Eine ganz neue Welt öffnet sich mir.

KAPITEL 24

Eine Woche vor Weihnachten, genau in der Nacht vor dem errechneten Entbindungstermin, ist mir den ganzen Abend etwas unwohl, und ich finde nicht in den Schlaf. Irgendwie bin ich total unruhig und wälze mich von rechts nach links. Neben mir schläft Paul wie ein Stein. Irgendwann merke ich, dass die Wehen einsetzen, aber ich möchte Paul nicht direkt wecken. Vielleicht ist es nur ein Fehlalarm, und sie hören bald wieder auf. Uns erwarten demnächst genug schlaflose Nächte, da ist es wichtig, den Schlaf auszunutzen, den wir noch bekommen können. Aber die Wehen werden stärker und stärker. Ich erinnere mich an den Tipp der Hebamme: »Geh duschen bei den ersten Wehen. Setzen sie durch das warme Wasser wieder aus, ist es nur ein Fehlalarm. Gehen sie weiter, hat die Geburt begonnen.« Also stelle ich mich unter die Dusche. Ich merke schnell: Sie hören nicht auf. Also wecke ich Paul, der verschlafen mit mir auf das Sofa umzieht und nebenher eine »Wehen-App« bedient, in die er jede meiner Wehen eingibt, um einen genauen Überblick zu bekommen, in welchem Abstand sie kommen. Schon bald muss ich auf und ab laufen und die Wehen veratmen, zwischendurch wird mir übel, und ich muss spucken. Trotzdem machen wir uns noch nicht auf den Weg, denn irgendwie habe ich noch nicht das Gefühl, dass es richtig losgeht. Bei Emma hat die Geburt so lange gedauert – auf gar keinen Fall möchte ich wieder anderthalb Tage im Krankenhaus auf mein Baby warten. Die Wehen kommen nun im Abstand von acht Minuten, dann von sieben, dann von sechs. Mittlerweile ist es vier Uhr dreißig und meine Mama, die vor ein paar Tagen angereist ist, um sich um Emma zu kümmern, wenn »es« losgeht, ist inzwischen auch wach.

Nach einer halben Stunde wird meine Mutter merklich unruhig und findet, dass wir doch vielleicht mal ins Krankenhaus fahren sollten. »Julia, ich glaube nicht, dass das noch lange dauern wird. Solltet ihr euch nicht mal auf den Weg machen? Ihr habt doch auch noch dreißig Minuten zu fahren.«

Doch ich habe immer noch das Gefühl, dass wir noch lange Zeit haben, und möchte mich noch nicht auf den Weg machen. Dann kommen allerdings schon die nächsten beiden Wehen, die heftiger sind als alle vorangegangenen. Ich schaue meinen Mann an. »Paul, ich glaube, es geht los.«

»Alles klar«, sagt Paul, »wir fahren!« Als ich mich um fünf Uhr zwanzig auf dem Rücksitz des Autos hinsetze, platzt meine Fruchtblase, und dann geht alles plötzlich ganz schnell. Unmittelbar setzen die Presswehen ein. Ich merke, dass mein Baby nach draußen will.

Nach zwei weiteren Wehen spüre ich schon das Köpfchen zwischen meinen Beinen. Paul fährt in einem Affenzahn über rote Ampeln, nimmt die Auffahrt für Einsatzfahrzeuge zur Autobahn und heizt in Richtung Krankenhaus. Ich stehe halb hinten im Auto und kann irgendwann nur noch schreien.

»Ich muss pressen, Paul!« Er schaut besorgt in den Rückspiegel und schreit zurück: »Wenn es irgendwie geht, halt noch ein paar Minuten durch! Wir können das Kind doch nicht hier auf der Autobahn bekommen!«

»Fahr, Paul, gib Gas!«, brülle ich.

Nach schier endlosen zwanzig Minuten sind wir an der Uniklinik angekommen, und Paul klingelt am Kreißsaal Sturm. Ihm wird geöffnet und gesagt, dass ich hochkommen soll, aber ich höre nur, wie er knapp antwortet: »Das schafft meine Frau nicht mehr. Sie müssen runterkommen!« Und dann kommt die

Hebamme schon mit dem Rollstuhl gelaufen, um mich abzuholen. Sie schaut mich kurz an und stellt fachmännisch fest: »Das ist Ihr zweites Kind, oder? Die kommen immer schneller als die ersten!«

Ich bin schon zu keiner Reaktion mehr fähig, klammere mich irgendwie am Rollstuhl fest und werde in den Kreißsaal geschoben. Wie im Film!

Während Paul mich beschwört, noch etwas durchzuhalten – er muss noch eben das Auto parken –, höre ich die Hebamme sagen: »Noch einmal pressen, dann ist das Baby da!« Und dann presse ich und halte wenige Sekunden später meine zweite kleine Tochter in den Armen. »Willkommen, Anna! Du hast es aber plötzlich eilig gehabt!«, sind die ersten Worte, die ich zu ihr sage. Paul hat noch seinen Rucksack mit den wichtigsten Dingen für die Geburt auf dem Rücken, als er Anna das erste Mal in den Arm nimmt. Ungläubig schaut er mich und Anna an. Auch er hat nicht damit gerechnet, dass die Geburt am Ende so schnell verläuft. Anna. Wunder Nummer zwei.

KAPITEL 25

Anna ist da, und sie stellt unsere kleine Welt gehörig auf den Kopf. Ob es daran liegt, dass sie so eine rasante Geburt hatte? Sie ist sehr aufgeweckt und kaum zur Ruhe zu bringen. Interessiert beobachtet sie ihre große Schwester, die mir auf einmal wahnsinnig groß vorkommt. Emma freut sich sehr über ihre kleine Schwester und beschäftigt sich viel mit dem neuen Familienmitglied. Leider mit dem Effekt, dass Anna gar nicht aufhören möchte zu gucken, um alles von ihrer großen Schwester mitzubekommen. Sie schläft in den folgenden Wochen und Monaten tagsüber fast gar nicht. Stattdessen schreit sie viel, obwohl sie eigentlich hundemüde ist. Abends ist sie oft so überdreht, dass sie nicht zur Ruhe findet. Paul läuft mit Anna auf dem Arm zeitweise knapp anderthalb Kilometer in unserem Schlafzimmer auf und ab, bis sie einschläft. Er hat einen Schrittzähler, und wir können es nicht fassen, dass eine solche Zahl zustande kommt. Wenn Anna mal tagsüber schläft, dann nur in meinem Arm, dabei darf ich mich aber nicht bewegen. Am besten sitze ich währenddessen, ansonsten wacht sie auf und beginnt wieder zu schreien.

Die Situation kostet mich Kraft. Ich habe doch schon ein älteres Kind, das nie solche Probleme hatte, zur Ruhe zu kommen. Das einfach mal im Kinderwagen oder unter dem Spielebogen eingeschlafen ist. Und ich als Mutter konnte dann auch mal etwas versäumten Nachtschlaf nachholen. Aber bei Anna klappt das nahezu gar nicht.

Irgendwann bin ich nur noch fertig und frustriert, aber weiterhin davon getrieben, das Problem zu beheben: Ich renne zur Schlafberatung und zu meiner Heilpraktikerin auf der

Suche nach Hilfe. Ich achte auf meine Ernährung, lasse jeglichen Kaffee oder anregenden Tee weg, auch alles Essbare, das nach der Naturheillehre Unruhe erzeugt. Das hilft auch alles ein klein wenig, aber es bringt auch nicht die große Wendung.

Selbst Stillen, für das ich mich wie bei Emma entschieden habe, birgt so seine Tücken bei Anna: Sie trinkt nur an meiner Brust, wenn sie mit mir allein ist. Das bedeutet, dass ich unterwegs, etwa bei der Rückbildungsgymnastik, überhaupt nicht stillen kann. Dann verweigert sie die Brust total und schreit sich richtig in Rage. Zu Hause darf auch die große Schwester nicht im gleichen Raum sein. Anna trinkt nur in ihrem Zimmer und dort auch nur in ein und demselben Sessel. Aber was soll ich tun? Trinkt die Kleine nicht, hat sie Hunger und leidet. Natürlich schreit sie dann wieder. Es ist anstrengend. Von wegen beim zweiten Kind ist alles leichter.

Ich bin nur noch total frustriert und unsagbar müde. Paul muss es aushalten, wenn ich ihm nach einem langen Tag mein Leid klage. Er macht sich Sorgen.

»Julie, bitte versuch doch, alles etwas entspannter zu sehen. Du weißt doch, dass es wichtig ist, dich nicht zu stressen. Es wird schon werden mit Anna.«

Klar weiß ich, dass ich mich aufgrund der MS nicht so stressen sollte. Aber das macht es auch nicht gerade einfacher, denn je weniger ich mich stressen will, desto schlimmer wird es. Desto mehr setze ich mich unter Druck und habe ständig im Kopf, dass ich mich ausruhen und zur Ruhe kommen sollte, denn sonst provoziere ich ja noch einen Schub. Aber der Tag hat nun einfach nicht mehr als 24 Stunden, und ich schaffe es einfach nicht, zwei kleine Kinder, Haushalt, Einkauf und meine

Erkrankung unterzubringen. Zumindest nicht so, wie ich es mir wünsche.

Paul versucht, mir neben seinem Job den Rücken so gut es geht freizuhalten, und unterstützt mich, wo er nur kann. Trotzdem: Irgendwann schreie ich nur noch rum. Ich schreie mein Baby an, weil es nicht schläft. Ich schreie Emma an, obwohl sie so eine tolle große Schwester ist. Sie ist überhaupt nicht eifersüchtig auf die kleine Schwester, kümmert sich, wo sie nur kann, und spielt zum Beispiel immer brav im Nebenzimmer, wenn ich Anna stille. Und ich schreie Paul an, weil ich tagsüber mit dieser blöden Situation allein bin. Eines Abends kommt er etwas früher als sonst nach Hause. Beide Kinder sind noch wach, ich habe immer noch meinen Schlafanzug an und es noch nicht einmal geschafft, meine Zähne zu putzen. Heute ist alles schiefgegangen, was schiefgehen konnte: Anna hat sich schon wieder bei ihrer großen Schwester angesteckt und bekommt kaum Luft durch ihr verstopftes Näschen. Das bereitet ihr schlechte Laune, und sie weint schon den ganzen Tag. Emma konnte ich auch nicht in die Kita bringen, denn sie hat eine Bindehautentzündung. Eigentlich hätte ich heute einkaufen müssen, aber ich habe es noch nicht einmal vor die Tür geschafft. Draußen stürmt und schneit es die ganze Zeit. Am Vormittag hatte ich mal einen kläglichen Versuch gestartet, die Füße vor die Haustür zu bekommen, aber es hat nicht funktioniert. Als ich Anna und Emma nach vierzig Minuten endlich ihre Schneeanzüge angezogen hatte und schon ordentlich am Schwitzen war, pupste erst Anna so in ihre Windel, dass diese heillos überlief, und dann tat Emma es ihrer kleinen Schwester gleich. Am Ende waren anderthalb Stunden vergangen, an mir liefen Schweißbäche hinab, und ich gab auf. Stattdessen entschied ich, aus den Resten im Kühlschrank das Mittagessen zu kochen. Da Emma und Anna mich jedoch keinen Augenblick dabei allein ließen und zwischen meinen Beinen herumkrabbelten, verschüttete ich irgendwann einen ganzen Liter Milch. Während ich die Schweinerei wegwischte, kochte mir das Nudelwasser über, und ich verlor zum ersten Mal an diesem Tag vollkommen die Nerven.

»Das kann doch alles nicht wahr sein!«, schrie ich entnervt. »Warum geht heute alles schief? Die ganze Zeit wuselt ihr mir zwischen den Füßen herum. Ihr sollt hier weggehen! Sofort! Ich setze euch jetzt an den Esstisch, und da bleibt ihr sitzen, bis das Essen fertig ist.«

Beide Mädchen fingen sofort an zu weinen und beruhigten sich bis zum Mittagsschlaf nicht mehr. Die Situation gipfelte darin, dass Emma ihre Nudeln mit Tomatensoße gegen die Wand pfefferte und ich das Mittagessen beendete und sie sofort ins Bett brachte. Natürlich war an Schlaf nicht zu denken, zu groß war ihr Hunger.

»Mama, Mamaaa, ich hab Hunger!«, brüllte Emma ohne Unterlass, und ich hatte das Gefühl, dass ich langsam, aber sicher durchdrehe. Und gleichzeitig tat mir mein hungerndes Kind unendlich leid.

Am Abend ist Paul der einzige Erwachsene, den ich an diesem Tag zu Gesicht bekomme. Ich fühle mich schäbig, so ungewaschen, wie ich bin.

Paul strahlt, als er hereinkommt. »Schön, mal früher zu Hause zu sein. Das ist ja selten, dass meine drei Mädels noch wach sind, wenn ich von der Arbeit komme.«

»Von wegen schön«, blaffe ich ihn an. »Das war der totale Scheißtag! Nichts habe ich geschafft, ich war noch nicht einmal einkaufen. Du kannst gleich noch mal losfahren und uns was zum Abendessen besorgen. Wir haben nichts im Haus. Und die Wand kannst du auch streichen. Hier sieht es aus wie Sau!« Während ich ihm die Worte an den Kopf knalle, werde ich immer lauter. Meine Stimme vibriert richtig, und ich kann mich beobachten, wie ich langsam, aber sicher austicke. Das ist zum einen befreiend, aber andererseits schäme ich mich auch dafür.

»Was ist denn nur los mit dir, Süße?«, fragt Paul verdattert.

»Was los ist? Du willst allen Ernstes wissen, was los ist?«, schreie ich weiter. »Schau dich doch mal um! Da siehst du doch, was los ist.«

„Aber das ist doch nicht schlimm. Das ist doch ganz normal. Du hast doch schon so viel zu tun mit unseren Mädchen. Mach dir doch keine Sorgen darum, wie es hier aussieht«, versucht mein Mann, mich zu besänftigen. Aber seine Ruhe und Gelassenheit bewirken bei mir genau das Gegenteil. Eine riesige Wut macht sich in mir breit, und ich habe keine Kraft mehr, sie zurückzuhalten. Ich nehme den Korb voller Schmutzwäsche, der seinen Weg noch nicht bis zur Waschmaschine gefunden hat, und bewerfe Paul mit den schmutzigen Kleidungsstücken.

»Hör auf, so auf mich einzureden!«, kreische ich weiter. »Das hilft mir überhaupt nicht. Wenn du mir helfen willst, dann lass mich hier nicht den ganzen Tag allein. Ich kann nicht mehr, ich bin am Ende! Ich bekomme das alles hier nicht hin. Ich bin eine schlechte Hausfrau und eine schlechte Mutter. Ich schaffe das einfach nicht!«

Paul schaut mich erschrocken an. »Julie, beruhig dich doch bitte. Das tut dir nicht gut, und den Kindern machst du eine Riesenangst.«

»Bring jetzt nicht meine MS ins Spiel!«, schreie ich hysterisch. »Die ist mir scheißegal. Ich will nur noch, dass dieser ganze Stress aufhört. Wie soll ich mich in diesem Durcheinander denn entspannen?«

Paul erkennt mich nicht wieder, das kann ich ihm ansehen. Er ist sauer, weil ich ihn so anschreie, und gleichzeitig macht er sich große Sorgen um mich. Emma und Anna haben Panik in den Augen und weinen und schreien abwechselnd. So haben sie ihre Mama noch nie erlebt.

Oh Mann, denke ich, was tue ich meinen Lieben hier eigentlich an? Ich bin zu einem Mombie geworden, einer Mischung aus Zombie und Mom. Ich fühle mich als Versagerin. Warum wuppe ich das Dasein mit beiden Kindern nicht? Warum ist Anna so ein unruhiges Baby? Und natürlich mache ich mir zeitgleich Vorwürfe, weil ich so viel schreie und alles an meiner Familie auslasse. Es ist zum Verrücktwerden!

Irgendwann kann ich auch die ganzen Tipps und gut gemeinten Ratschläge nicht mehr hören, die ich von Familie, Freunden und Bekannten bekomme. Sie gehen von »Vielleicht braucht das Kind nicht so viel Schlaf?« (hahaha, als würde ein wenige Wochen altes Baby unter acht Stunden Schlaf innerhalb eines ganzen Tag-Nacht-Zyklus benötigen) über »Wenn sie erst einmal den Nuckel nimmt, wird es schon besser!« (Sie nimmt den Nuckel verdammt noch mal nicht!) bis zu »Gib ihr abends einfach eine Flasche Folgemilch, dann wird sie schon schlafen« (Sie. Will. Nix. Anderes. Als. Meine. Brust! Außerdem möchte ich Anna wegen des positiven Effekts auf die multiple Sklerose so lange wie möglich stillen.). Alle scheinen es besser zu wissen als ich. Die Krönung ist die Feststellung des Osteopathen, zu dem ich mit Anna zur Untersuchung nach der Geburt gehe. Er schaut das Kind an, dann schaut er mich an, und dann sagt er zu mir: »Das Problem sind Sie. Wenn Sie sich entspannen, entspannt sich ihr Kind auch. Und dann wird es auch schlafen.« Das ist wie ein Schlag ins Gesicht. Ich will das nicht hören.

Ist es wirklich so einfach? Wenn ich mich nur endlich entspanne, dann fällt es auch Anna leichter, zur Ruhe zu kommen? Bin ich etwa allein schuld an dem ganzen Dilemma? Ich beginne noch einmal grundlegend, meine Situation mit Anna zu Hause zu überdenken. Und komme zu dem Schluss: Nein, die Kleine war definitiv von Anfang an anders als ihre große Schwester. Sie ist ganz einfach unruhiger. Und so ist es ja oft: Geschwister sind häufig sehr unterschiedlich in ihrer Art, in ihrem Schlafverhalten oder in ihrem Temperament. Anna hat sofort viel wacher und aufmerksamer umhergeschaut als ihre große Schwester. Aber Emma hatte schließlich auch keine große Schwester, der sie immer und stets folgen wollte. Da war niemand, der ihr das Gefühl gab, etwas zu verpassen. Und das ist wahrscheinlich auch der Knackpunkt bei Anna: Sie hat schlichtweg Angst, etwas von Emma nicht mitzubekommen. Daher kann sie nicht so einfach abschalten.

Aber ich muss auch zugeben, dass ich durch mein Verhalten nicht gerade für eine entspannte Atmosphäre sorge. Ganz im Gegenteil: Ich versuche in gewisser Weise, gegen Anna anzukämpfen und trotzdem meine Tagespläne durchzuziehen. Dass ich damit immer wieder scheitere, frustriert mich unheimlich und setzt mich zusätzlich unter Druck. Dazu kommt auch noch meine multiple Sklerose, die stets wie ein Damoklesschwert über mir schwebt und mich daran erinnert, dass ich ja nicht zu gestresst sein sollte. Natürlich hat das auch keine positiven und entspannenden Auswirkungen auf mein Baby.

Und so beginne ich, mir einfach nicht mehr so viel vorzunehmen. Nicht an einem Tag zu putzen und einzukaufen und noch etwas zu erledigen. Sondern ich mache nur noch eine Sache pro Tag neben der Pflege meiner beiden Kinder. Ist morgens Rückbildungsgymnastik, dann nehme ich mir nichts anderes für den Nachmittag vor, als mich um meine Kinder zu kümmern. Sind meine Kinder krank, bleibe ich einfach auch den ganzen Tag im Schlafanzug. Diese Tage mit den Kindern krank zu Hause sind im Nachhinein sogar die entspanntesten Tage für mich, denn ich nehme mir dann wirklich überhaupt nichts vor, sondern kümmere mich nur um die beiden, lese ihnen vor, schlafe, wenn sie schlafen, und esse, wenn sie essen. Ich lerne, dass ich nicht alles schaffen kann, was ich möchte. Nicht mit zwei kleinen Kindern beziehungsweise nicht so, wie ich mir das immer in meiner Vorstellung wünsche. Und das ist in Ordnung so. Ich erkenne, dass es Situationen gibt, die ich nicht ändern kann beziehungsweise deren Änderung mir ein solches Maß an Energie abverlangen würde, dass ich sie nicht aufbringen möchte, weil mir das nicht guttun würde. Schließlich ist es viel wichtiger, dass es mir und meiner Familie gut geht. Uns ist nicht geholfen, wenn ich mich von früh bis spät abhetze und nur noch abgekämpft bin. Außerdem tut mir das ja auch gesundheitlich nicht gut.

Ganz allmählich entspannt sich die Situation bei uns. Anna ändert natürlich nicht komplett ihren Charakter, schläft plötzlich tagelang durch und ist das ruhigste Kind aller Zeiten, aber sie wehrt sich jetzt nicht mehr so gegen das Entspannen und Einschlafen und bekommt einen Rhythmus, der für mich und den Rest der Familie okay ist. Und sie schreit auch nicht mehr so viel. Das entspannt mich dann zusätzlich noch einmal mehr. Außerdem habe ich nun nicht mehr das Gefühl, so machtlos zu sein. Ich verstehe, warum dieser Stress sich zu so einem riesigen Berg aufgebaut hat und wie ich ihn wieder abbauen kann. So habe ich das Gefühl, wieder die Kontrolle über mein Leben zu erhalten, auch wenn diese zu einem Großteil in der Erkenntnis liegt, dass ich eben nicht alles steuern kann. Das gibt mir wiederum Ruhe, die mir auch körperlich guttut.

KAPITEL 26

Insgesamt geht es mir auch nach der zweiten Schwangerschaft in Bezug auf die multiple Sklerose sehr gut. Wie schon nach der ersten Geburt habe ich auch nach der zweiten eine Phase, in der ich die Krankheit überhaupt nicht spüre. Da sind plötzlich kein Kribbeln und keine Taubheit oder Schwere mehr auf den Gliedmaßen, und das ist natürlich wundervoll. Ich hatte ganz vergessen, wie es ohne die Symptome ist. Irgendwie fühlt sich mein Körper dadurch viel leichter an als sonst. Ich genieße dieses Körpergefühl sehr, und es macht mir gute Laune. Ich lebe für kurze Zeit in einer rosa Baby-Plüsch-Wolke wie in Zuckerwatte und gepusht durch die Hormone nach der Geburt. Aber auch diesmal kommen die Symptome nach wenigen Wochen wieder, nicht stärker als zuvor und auch nicht besorgniserregend. Aber sie bleiben eben auch nicht weg.

Auch das Stillen funktioniert wieder gut, und ich mache es genauso wie beim ersten Mal: Ich stille Anna so lange, wie sie es möchte. Das ist am Ende etwas länger als bei Emma, nämlich ein knappes Jahr, und ich bin sogar etwas traurig, als Anna sich von einem auf den anderen Tag entscheidet, die Brust nicht mehr zu wollen. An diesem Abend fragt mich Paul: »Und, wie ist das so, zum letzten Mal in deinem Leben gestillt zu haben?«

Ich schaue ihn ganz erschrocken an. Ich fühle mich so gar nicht bereit dafür, nicht mehr zu stillen. Nie mehr. Aber Paul und ich haben uns dafür entschieden, dass es bei zwei Kindern bleiben soll. Trotzdem fehlt mir die Nähe zu meinem Baby, das nun langsam gar keines mehr ist, in der ersten Zeit nach dem Abstillen sehr.

Nach Nächten, in denen Anna mich sehr wenig schlafen lässt, spüre ich die multiple Sklerose besonders stark. Dann spüre ich eine Schwere in den Gliedmaßen, oder das Kribbeln ist besonders stark. Es fühlt sich manchmal an, als wäre mein Körper dauerhaft am Vibrieren. Ich führe eine Bewegung aus, und mein Bein vibriert einfach weiter, auch wenn es ruht. Das ist insbesondere abends, wenn ich im Bett liege und zur Ruhe komme, unangenehm. Oder mein rechtes Bein ist so schwer, dass es mich Anstrengung kostet, es anzuheben. Allerdings merke ich auch, dass diese Schwere stärker wird, sobald ich ihr große Aufmerksamkeit widme. Je mehr ich dann über dieses blöde Gefühl oder die MS im Allgemeinen nachdenke, desto stärker wird meine Einschränkung diesbezüglich. Das geht dann so lange, bis ich mich beim Laufen konzentrieren muss, um nicht zu stolpern. An diesen Tagen muss ich mich auch sehr darauf konzentrieren, keine schlechte Laune zu bekommen und sie nicht an meinem Umfeld und besonders an meinen beiden süßen Mäusen auszulassen. Sie können schließlich nichts für meine Situation und wissen noch nicht genau, welche Krankheit ihre Mama hat. Sie sind noch zu klein, um das zu begreifen. Hätte ich deswegen immer mal schlechte Laune, wäre ich einfach eine launische und unberechenbare Mama. Und die möchte ich nicht für sie sein. Dieser Wunsch hilft mir dann auch wieder, nicht in ein schwarzes Loch an Gedanken zu rutschen und mich darin zu verlieren. Nein, dann schaue ich einfach nach vorne, mache weiter mit dem Tagesablauf und schiebe alle negativen Gedanken zur Seite. Für meine beiden Kinder. Eigentlich hat meine Mutterschaft dadurch auch etwas sehr Befreiendes. Ich habe schlichtweg nicht so viel Zeit, mich meiner Erkrankung zu widmen. Ich achte wegen ihr auf meine Ernährung und Entspannung und gehe regelmäßig zu meinem Neurologen. Aber nicht mehr. Die multiple Sklerose ist da, aber sie bestimmt nicht mein Leben.

KAPITEL 27

Nachdem Anna sich entschieden hat, dass sie die Muttermilch nicht mehr braucht, stellt sich wieder die Frage, ob ich, und wenn ja, mit welcher Medikation beginnen soll. Um in der Zukunft optimal und nach den neuesten Forschungsergebnissen beraten zu werden, habe ich mich für einen Arztwechsel entschieden. Während der Schwangerschaften und Stillzeiten fühlte ich mich bei »Prof. Hastig« gut aufgehoben, allerdings ist er, was die MS-Medikamente angeht, eher konservativ eingestellt und vertraut den neueren nicht. Aber es gibt die erste Generation an Medikamenten, die nicht mehr zum Spritzen, sondern zum Einnehmen ist. Den Gedanken, einfach morgens und abends eine Tablette einzuwerfen und mich nicht täglich mit einem Wirkstoff spritzen zu müssen, finde ich sehr attraktiv. Irgendwie fühlt sich das für mich nicht ganz so nach »krank« an. Daher möchte ich gern von einem Arzt oder einer Ärztin betreut werden, der oder die hier die neuesten Forschungsergebnisse verfolgt.

In der MS-Ambulanz lerne ich schließlich eine Ärztin kennen, die erst seit Kurzem dort tätig ist. Sie ist in meinem Alter und ebenfalls Mutter, und ich fasse schnell Vertrauen zu Frau Kurz. Sie schlägt vor, mithilfe der Magnetresonanztomografie neue Fotos meines Hirns und meines Rückenmarks zu machen, um festzustellen, ob meine multiple Sklerose weiter vorangeschritten ist. Schließlich sind meine letzten Bilder bereits über zweieinhalb Jahre alt, und es wird Zeit zu schauen, was sich in der Zwischenzeit in meinem Hirn und meinem Rückenmark getan hat. Danach können wir gemeinsam entscheiden, ob ich mit einem Medikament beginne und mit welchem. Auch das neue Medikament, von dem ich bereits gelesen habe, verschreibt und begleitet sie. Wenn es zu meinen Untersuchungsergebnissen passt, kann ich es ausprobieren.

Ich habe zwar überhaupt keine Lust darauf, neue MRT-Bilder zu machen, aber ich verstehe, dass diese notwendig sind. Trotzdem würde ich am liebsten wieder weglaufen. Ich will nicht sehen oder wissen, wie es in meinem Hirn und meinem Rückenmark aussieht. Das macht die MS irgendwie noch realer. Was, wenn herauskommt, dass ich zahlreiche neue Läsionen habe? Schon beginnt mein Gedankenkarussell sich unablässig zu drehen. Ich vereinbare widerwillig zwei Termine, einmal für ein MRT des Rückenmarks und einmal für ein MRT des Gehirns, dann macht meine Neurologin, Dr. Kurz, noch ein paar sensorische Tests, einen Sehtest und schaut, wie meine Koordination ist. Dafür muss ich zum Beispiel mit geschlossenen Augen auf einer Linie gehen, abwechselnd die Beine anheben oder mit meinem Zeigefinger an die Nasenspitze fassen. Das klappt alles sehr gut, und die Ärztin notiert nur minimale Einschränkungen. Am Ende befrage ich sie dann noch zu ihrer Erfahrung mit alternativen Therapien. Sie schaut mich zunächst verständnislos an. Als ich ihr erkläre, was ich damit meine, und beginne, von der Ernährung, der Gesundheit des Darms und Nahrungsergänzungsmitteln zu sprechen, schüttelt sie energisch den Kopf.

»Frau Hubinger, das bringt alles nichts. Ich habe schon so viele Wunderstoffe kommen und gehen sehen. Jedes Jahr wird eine neue Kuh durchs Dorf getrieben, aber noch keine hat wirklich etwas gebracht. Es gibt leider nichts, was ich Ihnen empfehlen könnte.«

Ich erzähle ihr, dass es mir körperlich besser geht, seitdem ich meine Ernährung umgestellt habe und mehr für meine Darmgesundheit tue, aber sie wiegelt nur ab.

»Wie gesagt, das bringt alles nichts! Das tut mir leid, aber das ist so. Ich habe schon so viele MS-Patienten kennengelernt, die sich von speziellen alternativen Therapien viel versprochen haben, aber da war wirklich nichts dabei, was ich Ihnen empfehlen könnte. Da gibt es recht wenig. Am besten finden Sie sich einfach damit ab.«

Auf dem Heimweg bin ich etwas enttäuscht. Das ist sehr schade, denn ich hatte mir erhofft, dass ich hier in der MS-Ambulanz weitere Informationen dazu erhalte, wie ich meine Erkrankung positiv beeinflussen könnte. Ich dachte, hier gäbe es mehr Erfahrung und Bereitschaft, sich mit Alternativen zu beschäftigen, als andernorts. Also über die Basistherapie mit Medikamenten hinaus. Schließlich sind die multiple Sklerose und ihre Betroffenen hier daily business. Aber entweder bin ich hierfür mal wieder an den falschen Arzt beziehungsweise die falsche Ärztin geraten, oder es gibt schlichtweg keine Neurologen, die sich damit beschäftigen (möchten). Trotzdem habe ich in der Ambulanz den unschlagbaren Vorteil, dass die Ärzte hier etwas näher an der Forschung sind als Ärzte andernorts. Außerdem kann ich im Fall der Fälle hier schneller mit Kortison behandelt werden oder MRT-Termine bekommen. Das ist mit zwei kleinen Kindern kein unwichtiger Faktor. Ich schlucke meine Enttäuschung also hinunter und mache mich wieder auf den Weg zu meinen beiden Mäusen, die in der Zwischenzeit von Sandra, meiner Nachbarin und Mutter von Emmas Kindergartenfreundin, betreut werden. Als ich endlich wieder bei meinen Töchtern bin und sie in die Arme schließe, überkommt es mich, und ich fange hemmungslos an zu weinen. Durch diesen Arzttermin und die bevorstehenden MRT-Termine ist mir nach den letzten ruhigen Monaten fast ohne Krankheit wieder einmal bewusst geworden, dass ich im Gegensatz zu anderen Leuten krank bin. Und das lässt mich in dem Moment, als ich meine beiden ahnungslosen und unbeschwerten Töchter freudig auf mich zurennen sehe, verzweifeln. Ich frage mich, wie schon so oft, warum gerade ich diese beschissene Nervenerkrankung abbekommen habe? Das ist so unglaublich ungerecht! Denn ohne sie wäre mein Leben nahezu perfekt. Außerdem tun sie mir jetzt und in diesem Moment unendlich leid, dass sie eine kranke Mama abbekommen haben. Sie können doch am allerwenigsten dafür. Bürde ich ihnen damit nicht zu viel auf, den beiden kleinen Seelen? Ich muss so viel weinen, dass mich Sandra in den Arm nimmt.

»Was ist denn los, Julia? Hast du im Krankenhaus eine schlechte Nachricht bekommen?«

»Nein«, erkläre ich Sandra, »aber die MS ist gerade wieder so real geworden. Natürlich empfehlen sie, dass ich mich nun behandeln lasse. Aber ich will diese Krankheit doch am liebsten gar nicht haben. Das ist einfach alles so scheiße!«

Sandra hält mich einfach noch eine Weile, während Emma und Anna uns neugierig und etwas verständnislos anschauen. Sie können noch nicht begreifen, warum Mama gerade weinen muss. Außerdem haben sie ihre Mama noch nicht so oft weinen sehen. Daher sind sie offensichtlich gerade hin- und hergerissen, wie sie sich verhalten sollen. Am Ende entscheiden sie sich dafür, mich zu trösten, und umschlingen jede eines meiner Beine. Ganz überwältigt von so viel Liebe meiner beiden Mäuse, muss ich gleich noch ein wenig mehr weinen.

KAPITEL 28

»Wie bitte?«, frage ich entgeistert.

»Wir hatten vor ein paar Wochen einen Komplettabsturz unseres Zentralrechners. Dabei sind alle Termine gelöscht worden.« Die Sekretärin der MS-Ambulanz zwinkert mir zu und lacht mich an: »Anscheinend auch Ihre für die MRTs!«

Na toll. »Aber, aber, das kann doch jetzt echt nicht wahr sein!«, stottere ich vor mich hin. Seit Tagen schweben diese beiden Termine über mir. Sie blockieren meine Gedanken. Ziehen mich herunter. Machen mir Angst. Seit Tagen sehe ich wieder mein Leben an mir vorbeiziehen. Seit Tagen habe ich wieder Angst. Angst vor den Ergebnissen der MRT-Untersuchungen. Ich muss mich anstrengen, mich nicht in ihr zu verlieren und mich nicht zu sehr von ihr runterziehen zu lassen.

Und gleichzeitig kann ich es wieder nicht fassen: Das bin ich. Die mit der MS, mit der Krankheit multiple Sklerose, das bin ich! Seit ich die Termine vereinbart habe, schaue ich mir meine süßen Töchter an. Beobachte Emma und Anna, wie sie spielen, wie sie lachen. Und könnte dabei die ganze Zeit nur heulen. Plötzlich ist diese Angst sehr präsent, mit ihnen irgendwann nicht mehr spazieren gehen oder rumtoben zu können. Schlimmer noch: mit ihnen nicht mehr richtig kommunizieren zu können. Aber ich reiße mich zusammen. Ich versuche, vor den Kindern nicht depressiv zu sein und zu viel zu weinen. Sie sind doch noch so klein und können die Erkrankung – das Kribbeln in Mamas Körper, wie wir es nennen – doch noch gar nicht richtig begreifen. Und ich will nicht, dass sie sich Sorgen machen, dass sie Angst um ihre Mama haben müssen. Aber das ist wirklich anstrengend. Es fordert eine immense Willenskraft von mir, nicht komplett in diese trüben Gedanken einzutauchen. Parallel spielen mir Körper und Psyche in diesen Tagen einen Streich: Je präsenter die MS in meinem Kopf ist, desto stärker spüre ich sie. Mein ganzer Körper kribbelt und erinnert mich permanent an die Krankheit, meine Beine sind plötzlich schwer – so schwer, dass ich zeitweise stolpere, fast falle und neue Angst bekomme. Und diese Schwere breitet sich auf den ganzen Körper aus.

Ich bete zu Gott, an den ich eigentlich gar nicht glaube: »Bitte, bitte, lieber Gott, lass keine neuen Läsionen in meinem Rückenmark und Hirn sein!« Ich verhandele mit ihm: »Wenn die MS nicht weiter vorangeschritten ist, dann lebe ich noch bewusster! Dann bin ich auch ganz bestimmt dankbarer für das, was ich habe. Und dann freue ich mich mehr meines Lebens und zweifele nicht so schnell an allem. Dann bin ich einfach nur glücklich!«

Seit sechs Wochen stehen die beiden Untersuchungen fest, bei denen festgestellt werden soll, ob die MS bei mir weiter vorangeschritten ist. Ob es neue Läsionen, also Entzündungsherde, im Hirn und Rückenmark gibt. Zwei Termine, auf die ich sehr gern verzichten würde. Würde ich doch viel lieber vor der Krankheit wegrennen. Mich verstecken, damit sie mich einfach nicht findet. Ich sehe meine Kinder vor mir, die sich die Hände vor die Augen halten und denken, dass ich sie nicht mehr sehe und sie sich grandios versteckt haben. Genauso möchte ich jetzt gern »verschwinden« und genauso fest daran glauben können wie ein Kind.

Schon vor Wochen haben Paul und ich organisiert, dass unsere Töchter in der Zeit, in der ich für die MRTs in der

MS-Ambulanz bin, betreut sind. Das ist nämlich gar nicht so einfach: So ein MRT vom Kopf dauert ungefähr 45 Minuten, vom Rückenmark knapp eine Stunde. So lange liege ich jeweils in einer großen metallenen Röhre, während das riesige Ding unter ohrenbetäubendem Lärm scheibchenweise Bilder von meinem Gehirn und meinem Rückenmark macht. Auf die beiden Mäuse kann ich derweil natürlich nicht aufpassen. Und das Personal der MS-Ambulanz ebenfalls nicht. Für Kinder ist da kein Platz.

Da es mit den 45 bis 60 Minuten aber nicht getan ist, sondern jeweils insgesamt gern knapp drei Stunden mit dem Legen des Zugangs für das Kontrastmittel, den Aufnahmen, der Besprechung des Ergebnisses und den dazugehörigen Wartezeiten vergehen, muss ich die Betreuung der Kinder organisieren. Sie gehen zwar in die Kita und sind dort betreut, aber nur bis zum Nachmittag.

Paul hat daher extra einen Tag freigenommen. Den ganzen Vormittag hat er versucht, mir die Angst vor den Terminen zu nehmen, und hat mir Mut zugesprochen. Hat verschwörerisch auf mich eingeredet, dass alles gut wird. Dass wir das schaffen! Dass wir es der MS zeigen, so wie wir es ihr schon in den vergangenen Jahren gezeigt haben.

Und jetzt stehe ich vor der fröhlichen Sekretärin der MS-Ambulanz, und sie sagt mir, dass meine Termine für die beiden MRTs gar nicht existieren, sondern schon vor Wochen flöten gegangen sind. Sie sagt mir also, dass die ganze Organisation und die Aufregung umsonst waren. Paul hat einen wertvollen Urlaubstag geopfert, ich habe mich überflüssigerweise tagelang kirregemacht, und den lieben Gott habe ich ebenfalls umsonst bemüht!

Was für ein beschissener Tag, denke ich mir und schaue in das lachende Gesicht der Sekretärin. Tickt die eigentlich ganz richtig? Ich spüre eine immense Wut in mir aufkeimen. Was ist daran bitte schön zum Lachen? Gut, sie kann vielleicht nicht fühlen, was ich in diesem Moment fühle. Dieses Gefühlschaos, mit dem ich seit Tagen kämpfe. Aber sie arbeitet hier doch schon länger! Sie kennt das ganze Drama um die multiple Sklerose doch! Kann sie sich nicht denken, was sie damit in mir auslöst? Kurz überlege ich, in das lachende Gesicht dieser Grinsekatze hineinzuschlagen, so groß ist meine Wut nun. Aber dann kippt sie in Verzweiflung. Ich bin abhängig von dieser Sekretärin. Ich bin abhängig von diesen scheiß MRTs! Jetzt werde ich einfach nur noch die Termine bekommen, die als Nächstes frei sind. Will ich bei der Terminfindung überhaupt noch irgendwie mitreden können, muss ich mich jetzt zusammenreißen, sonst zahlt die Sekretärin es mir wahrscheinlich heim und gibt mir noch beschissenere Termine.

Ich atme ein. Ich atme aus. Presse ein halbwegs gelassenes »Und jetzt?« heraus. Sie flötet mir zwei Termine in drei Wochen entgegen. Passen die? Keine Ahnung! Kurz nach der Kita, schießt es mir durch den Kopf. Wenn Paul dann keine Zeit hat, kann vielleicht Sandra die Mädels übernehmen und auf sie aufpassen, bis ich fertig bin. Ich nehme die beiden Termine und laufe weinend aus der MS-Ambulanz heraus. Weinend vor Wut auf die Sekretärin, auf die MS-Ambulanz, auf das Universum. Warum muss ich diese beschissene Krankheit haben? Und warum kann dann nicht einfach mal alles nach Plan laufen? Warum muss zusätzlich immer noch ein Stolperstein dazukommen? Ich bemühe mich so sehr, ein normales Leben zu leben. Ich erlaube der MS nicht, zu großen Einfluss auf mein Leben zu nehmen.

Das ist harte Arbeit! Warum muss mir der beschissene Zentralrechner der MS-Ambulanz dann auch noch einen Strich durch die Rechnung machen?

Würde ich rauchen, hätte ich nun eine Zigarette im Mund. Das habe ich aber schon lange aufgegeben. Und gerade wegen der MS – Nikotin ist ein Nervengift – mache ich das auch nicht mal ausnahmsweise. Eine riesige Ladung Schokolade könnte mir in dieser Situation auch noch Ablenkung verschaffen, aber auf Zucker verzichte ich ebenfalls, denn das ist sozusagen Brennstoff für die multiple Sklerose. Manchmal macht der Kampf gegen die MS wirklich keinen Spaß! Ich steige ins Auto, drehe die Musik laut auf, schreie unter Tränen meine ganze Wut auf das Universum hinaus und düse heim zu meiner kleinen Familie.

KAPITEL 29

Drei Wochen später bin ich wieder in der MS-Ambulanz, und diesmal finden meine MRTs auch wirklich statt. Wieder fahre ich mit wackeligen Knien dorthin. Wieder möchte ich am liebsten einfach weglaufen. Wieder bin ich fast taub und stumm vor Angst. Als ich nach den beiden Untersuchungen gefragt werde, ob ich die Untersuchungsergebnisse sofort wissen möchte oder lieber auf den Termin mit meiner Neurologin warte, entscheide ich mich dennoch für das direkte Gespräch. Mit pochendem Herzen begleite ich den jungen Arzt in ein Nebenzimmer.

»Frau Hubinger, ich konnte keine neuen Läsionen entdecken«, beginnt er zu sprechen. »Im Gehirn haben wir eine kleine Stelle gefunden, die seit den letzten Untersuchungen dazugekommen ist. Aber diese scheint schon älter zu sein. Ich kann nicht mit Genauigkeit sagen, ob diese noch im vergangenen Schub entstanden ist. Die größere Läsion in Ihrem Nackenbereich hat sich sogar etwas zurückgebildet. Haben Sie in der Zwischenzeit Medikamente eingenommen?«

Was hat der da gerade gesagt? Keine neuen Läsionen?! Ich kann es gar nicht fassen.

»Nein«, antworte ich. »Ich habe in der Zwischenzeit zwei Kinder bekommen und voll gestillt. Daher habe ich keine Medikamente genommen.«

Der junge Arzt lächelt.

»Das ist sehr interessant, Frau Hubinger. Ich würde sagen, am besten wären Sie dauerschwanger. Ganz ehrlich, ich habe bisher noch nie gesehen, dass Läsionen so weit zurückgegangen sind. Die Stelle in Ihrem Nackenbereich war bei den ersten

MRT-Bildern bedenklich groß. Es ist schon ein Wunder, dass Sie keine Einschränkungen beim Gehen und Bewegen hatten. Ich habe bereits Patienten erlebt, die damit nicht mehr gehen konnten. Und bei Ihnen hat sie sich zurückgebildet. Herzlichen Glückwunsch!«

Ich bedanke mich überschwänglich für die gute Nachricht und verlasse das Behandlungszimmer wie in Trance. Weitere Fragen kann ich nicht stellen, mir fällt schlichtweg nichts mehr ein. Mein Kopf ist ganz leer. Ich kann es gar nicht fassen: Die Läsionen sind zurückgegangen! Und das nicht nur ein kleines bisschen. Das ist einfach wundervoll und die beste Nachricht seit meinen Schwangerschaften. Ich bin unglaublich erleichtert und könnte die ganze Welt umarmen. Ich rausche an der Grinsekatze vorbei und kann es kaum erwarten, nach Hause zu kommen. Ich kann es gar nicht fassen! So oft habe ich nach durchwachten Nächten, als ich die MS besonders stark gespürt habe, Angst gehabt, dass ich einen neuen Schub bekomme. So oft habe ich meinen Körper gedanklich von oben nach unten gescannt und mich gefragt, ob sich die Symptome nicht vielleicht doch verschlechtert haben und ob die MS voranschreitet. Je mehr ich mich gefragt habe, ob sich mein Bein vielleicht anders anfühlt als noch am Vortag, desto komischer fühlte es sich auch an. Und desto größer wurden natürlich meine Ängste. Aber dieses positive Ergebnis macht mir nun Mut und lässt mich für die Zukunft hoffen, dass die multiple Sklerose mich weitestgehend in Ruhe lassen wird.

Die positive Nachricht versetzt mich in so eine Hochstimmung, dass ich die Symptome wieder gar nicht mehr spüre. Das Kribbeln, die Taubheit und die Schwere in den Gliedmaßen sind erneut weg, als wären sie nie da gewesen. Es ist ein unglaubliches Gefühl!

Ein paar Tage später habe ich den Termin bei meiner Neurologin zur Besprechung der MRT-Ergebnisse. In der Zwischenzeit haben Paul und ich viel darüber gesprochen, ob ich nun mit einem MS-Medikament beginnen soll oder nicht. Aufgrund der tollen Ergebnisse möchte ich nicht damit anfangen, etwas täglich einzunehmen, das höchstwahrscheinlich Nebenwirkungen hat und von dem ich gar nicht weiß, ob es mir helfen wird.

Diesmal bin ich nicht unruhig, als ich zu meinem Termin bei Dr. Kurz in die MS-Ambulanz fahre. Ich habe ja keine schlechten Nachrichten zu befürchten, schließlich waren die Ergebnisse der MRTs sehr positiv. Meine Ärztin fragt mich zu Beginn, ob ich die Ergebnisse schon kenne. Ich bejahe und erzähle ihr, welche Einschätzung mir der Arzt in der Besprechung gegeben hat. Ihre Miene verdüstert sich. Sie schaut mich ernst an.

»Ich verstehe nicht, wie der Kollege Ihnen eine solche Einschätzung geben kann. Das ist unverantwortlich! Er kennt Sie und Ihre Krankengeschichte überhaupt nicht. Da ist eine neue Läsion in Ihrem Hirn, und das ist als Aktivität zu beurteilen. Frau Hubinger, ich rate Ihnen dringend zu einer Medikation. Wir haben hier eine Krankheitsaktivität dokumentiert und sollten vorsichtig sein.«

Ich bin wie vor den Kopf gestoßen. »Aber das ist doch trotzdem ein tolles Ergebnis«, sage ich leise. »Wir wissen doch gar nicht, von wann die zusätzliche Läsion ist. Sie kann doch auch noch im Schub vor fast drei Jahren entstanden sein, oder?«

»Das mag sein«, antwortet meine Neurologin. »Aber wir können es eben nicht mit Sicherheit sagen. Es geht hier um Ihre Gesundheit. Daher rate ich dringend zu einer Medikation.«

Ich muss schlucken. »Eigentlich hatte ich mich nach diesem Ergebnis erst einmal gegen Medikamente entschieden. Mir geht es gut, und das zeigen doch auch die Bilder. Ich ernähre mich gesund, achte auf meine Gesundheit und ausreichend Schlaf und Entspannung. Vielleicht schafft es mein Körper so, die multiple Sklerose in Schach zu halten.«

»Es mag sein, dass Sie die eine Person unter Hunderten sind, bei der das klappt, Frau Hubinger«, antwortet die Ärztin, »aber das ist wirklich sehr selten, und wir haben keine Garantie, dass es bei Ihnen so laufen wird. Daher ist es besser, wenn Sie mit einem MS-Medikament beginnen.«

Das möchte ich nicht, ist der einzige große Gedanke in meinem Kopf. Das hatte ich mir anders vorgestellt. Ich dachte, die Ärztin freue sich mit mir. Sei ebenfalls zuversichtlich. Aber sie sieht gerade nur das Negative. Sie bezieht die Läsionen, die sich zurückgebildet haben, gar nicht in die Überlegungen mit ein. Ich versuche, mich wieder zu sammeln.

»Nun ja, trotzdem ist es ja auch so, dass Sie mir nicht die Garantie geben können, dass das Medikament bei mir hilft, oder? Dass es bei mir die MS aufhalten wird und ich keine neuen Läsionen und Schübe haben werde, oder?«

»Nein, die Garantie kann ich Ihnen nicht geben. Die kann Ihnen niemand geben. Aber wir betreuen in dieser MS-Ambulanz zahlreiche MS-Patienten, und es zeigt s.ich in der Mehrheit, dass die Medikamente eher helfen. Diejenigen, die Medikamente nehmen und keine Schübe haben, sind zahlreicher vertreten als diejenigen, die keine Medikamente nehmen und keine Schübe haben.«

Oh Mann, warum muss ich eine Erkrankung haben, bei der alles so vage ist? Ich hätte gern eine Krankheit, bei der es eine und nicht zahlreiche Behandlungsempfehlungen gibt. Ich möchte ein Medikament nehmen, das mir in jedem Fall hilft. Fertig! Ich möchte nicht immer so hin- und hergerissen sein zwischen zahlreichen Optionen! Dann atme ich tief ein und sage zu der Ärztin: »Wissen Sie, hier und jetzt reicht mir das noch nicht, um ein Medikament mit zahlreichen Nebenwirkungen zu nehmen, von dem Ärzte und Forscher noch gar nicht wissen, wie es sich in der Langzeiteinnahme verhält. Ich möchte es zunächst ohne Medikament probieren.«

Meine Ärztin schaut mich stirnrunzelnd an.

»Frau Hubinger, ich kann Sie natürlich nicht dazu zwingen. Gut finde ich das nicht, aber es ist Ihre Entscheidung. Dann möchte ich aber vorschlagen, dass wir uns alle drei Monate sehen und alle sechs Monate Termine für MRTs vereinbaren. Wir müssen Sie engmaschig kontrollieren, wenn Sie auf ein Medikament verzichten, um etwaige Veränderungen direkt feststellen zu können.«

Das ist für mich in Ordnung und in meinem Sinn. Ich bin glücklich und erleichtert, als dieses unangenehme Gespräch endlich zu Ende ist. Ich fühle mich sehr wohl mit meiner Entscheidung. Auch wenn ich etwas enttäuscht bin, dass meine Neurologin das Glas eher halb leer als halb voll sieht. Aber ich weiß ganz genau, dass ich es meiner MS zeigen werde. Hah, das wäre doch gelacht, wenn sie mich in die Knie zwingen würde!

KAPITEL 30

Ich habe einen neuen Job bei einer Behörde in der Nähe gefunden. Ich habe mich dort mit Nennung meiner multiplen Sklerose und meinem Behinderungsgrad beworben und bin tatsächlich genommen worden. Ein echter Glücksgriff! Schließlich scheuen viele Arbeitgeber die Einstellung von schwerbehinderten oder gleichgestellten Mitarbeitern, weil sie lange Krankheitsphasen befürchten. Wir bekommen leider immer noch den Stempel »viel krank« und »unzuverlässig« verpasst, auch wenn das natürlich gar nicht stimmen muss. Oft sind wir gerade motiviert und leistungsbereit, weil wir einfach glücklich sind, noch arbeiten zu können.

Ich habe mich zu diesem Schritt entschlossen, da es mit zwei Kindern und der Erkrankung nicht so einfach und mit reichlich Stress verbunden ist, regelmäßig für Besprechungen bei meinem alten Arbeitgeber nach Hamburg zu fahren. Es war eine bewusste Entscheidung: Niemals hätte ich mich für einen unsicheren Arbeitgeber entschieden, der meine MS ignoriert oder gar nichts von ihr wissen möchte und kein Verständnis für meine Situation hat. Aber die Behörde weiß über meine Krankheit Bescheid. Im Vorfeld hat sogar eine Vertreterin der Schwerbehindertenvertretung bei mir angerufen, um mich zu fragen, ob ich eine besondere Unterstützung im Arbeitsalltag benötige. Eine Schwerbehindertenvertretung setzt sich für die Belange von schwerbehinderten und mit ihnen gleichgestellten Personen bei Arbeitnehmern ein. Die Dame hat mir erklärt, dass ich unter anderem spezielle Hilfsmittel zur Verfügung gestellt bekomme, falls ich diese benötige. Erst wusste ich gar nicht, was sie damit meint, aber dann erklärte sie mir, dass es zum Beispiel bei Sehbehinderungen spezielle Bildschirme gibt, die das Ablesen erleichtern, oder Programme, die das Geschriebene vorlesen. Falls ich Probleme mit der Blase habe, könne man mir ein Büro in der Nähe der Toiletten verschaffen. Oder falls ich im Rollstuhl sitze, einen entsprechend darauf ausgerichteten Arbeitsplatz. Zwar benötige ich alle diese Hilfestellungen im Moment noch nicht, aber es ist natürlich gut zu wissen, dass es im Fall der Fälle zahlreiche Möglichkeiten bei meinem neuen Arbeitgeber für mich gibt, um möglichst lange arbeiten zu können. Das hat mir die Entscheidung für die neue Stelle immens erleichtert.

Wie es oft so läuft mit kleinen Kindern, wenn Mama etwas vorhat, ist Anna kurz vor Antritt des neuen Jobs dauerkrank. Ein Erkältungsinfekt jagt den nächsten, und das bringt ihre ganze Eingewöhnung in der Kita durcheinander. Sie kennt die Einrichtung bereits durch Emma und war oft morgens und nachmittags dabei, wenn ich ihre große Schwester gebracht oder abgeholt habe. Ich merke einerseits, wie sie sich freut, auch endlich dorthin gehen und mit den anderen Kindern spielen zu können. Aber sie ist andererseits einfach nicht fit, und so verzögert sich ihr Start immer weiter. Am Ende klappt es gerade so, dass ich sie ruhigen Gewissens für die Dauer meiner Arbeitszeit dortlassen kann.

Doch pünktlich zu meinem Start beim neuen Arbeitgeber habe ich mich bei ihr angesteckt. Die ganzen Wochen zuvor habe ich mich wacker geschlagen und bin nicht mit ihr zusammen krank geworden. Zwei Tage bevor ich meine neue Arbeitsstelle antreten soll, habe ich eine Mandelentzündung und fühle mich natürlich überhaupt nicht fit, um wieder arbeiten zu gehen. Das bereitet mir immensen Stress, und ich frage mich gleichzeitig, ob es wirklich eine gute Entscheidung war, jetzt schon wieder arbeiten zu gehen, oder ob es nicht doch alles ein bisschen viel für mich ist. Auf der anderen Seite möchte ich gern wieder arbeiten und mein Wissen einsetzen. Ich überlege hin und her und spreche viel mit Paul darüber. Am Ende entscheide ich mich dafür, den Wechsel jetzt einfach durchzuziehen und mich nicht so zu stressen. Ich probiere einfach aus, wie ich Kinder, Job und Erkrankung vereinbart bekomme. Wenn es nicht funktioniert oder alles zu viel wird, findet sich bestimmt eine Lösung, schließlich hat mein neuer Arbeitgeber Verständnis signalisiert. So beginne ich, unter der Einnahme von Antibiotika wieder zu arbeiten. Ich möchte mich nicht direkt am ersten Arbeitstag krankmelden.

Das rächt sich drei Wochen später doppelt und dreifach: Ich bin so krank, dass ich Fieber habe, mein Körper permanent schmerzt und ich fast nicht aus dem Bett aufstehen kann. Nun muss ich mich doch widerwillig krankmelden. Aber schließlich bin ich eine Mama, die MS hat. Ich muss doppelt aufpassen, denn ich möchte mich um meine beiden Mäuse kümmern können und natürlich keinen neuen Schub riskieren. Trotzdem ärgert mich mein Gesundheitszustand ungemein: Nun habe ich einen neuen Job, und schon bin ich zum zweiten Mal krank. Auch wenn mir meine Vorgesetzten überhaupt keinen Druck machen, sondern mir empfehlen, mich erst mal richtig auszukurieren, mache ich mir zahlreiche Gedanken, dass dieser Zustand hoffentlich kein schlechtes Licht auf mich wirft.

Leider geht es so weiter. Entweder ist Anna krank und ich muss mich um sie kümmern, oder ich kämpfe gegen einen

Infekt an. Erkältungen und Magen-Darm-Erkrankungen geben sich die Klinke in die Hand. Paul kann leider nicht einspringen und seiner Arbeit fernbleiben, auch wenn er das gern tun würde und mir nachts und vor und nach der Arbeit so gut hilft, wie es geht. So hatte ich mir meine Rückkehr in den Beruf natürlich nicht vorgestellt. Ich habe das Gefühl, ich werde meiner Erkrankung nicht gerecht, weil ich sie mit Erkältungen und Co. und wenig Zeit zum Auskurieren strapaziere. Zeit für Bewegung und Entspannung habe ich überhaupt nicht mehr. Und ich weiß doch, dass mir beides im Kampf gegen die MS so guttut. Daher mache ich mir permanent Sorgen, dass ich einen neuen Schub bekomme. Ich habe das Gefühl, ich werde meinen beiden Töchtern nicht gerecht, weil ich wegen der Gesamtsituation total gestresst bin und entsprechend reagiere. Darüber hinaus habe ich einfach nicht mehr so viel Zeit für sie wie vorher. Ich versuche, nebenher von zu Hause aus zu arbeiten, wenn Anna krank ist. Aber so richtig funktioniert das nicht. Anna ist einfach noch etwas zu klein und fordert meine Betreuung ein. Außerdem bin ich auch noch nicht so lange im neuen Job, sodass ich noch auf viele Informationen von anderen angewiesen bin. Das von zu Hause aus zu organisieren ist nicht einfach. Daher habe ich zusätzlich das Gefühl, ich werde auch meiner neuen Stelle nicht gerecht.

Dieses Spannungsfeld macht sich natürlich auch körperlich bemerkbar: Mein Kribbeln und die Taubheitsgefühle werden wieder stärker. Aus dem rechten Arm war das Kribbeln nach der zweiten Geburt verschwunden. Jetzt ist es zurückgekehrt. Auch habe ich wieder öfter die Schwere auf den Beinen. Insgesamt bin ich einfach nur müde. Aber ist das nicht normal bei diesem stressigen Dauerzustand, in dem ich mich befinde?

Ich spreche mit anderen Mamas darüber, die ebenfalls kleine Kinder haben und wieder arbeiten. Ihnen geht es nicht anders als mir. Auch sie sind dauermüde und stecken sich oft bei ihren Kleinen an. Aber sie haben nicht noch zusätzlich eine Erkrankung wie die multiple Sklerose. Über ihnen schwebt nicht noch die Gefahr eines neuen Schubs und neuer Einschränkungen durch die Erkrankung. Irgendwann bin ich mir einfach nicht mehr sicher, ob die Müdigkeit, das Kribbeln und die Taubheitsgefühle oder die Schwere auf meinem Bein nur von den ständigen Infekten und dem Schlafentzug kommen oder vielleicht doch von der MS. Daher vereinbare ich einen Termin bei meiner Neurologin, den ich schnell bekomme.

Nachdem ich Frau Dr. Kurz erklärt habe, wie ich mich fühle, entscheidet sie schnell, dass neue MRT-Bilder gemacht werden. Die MRT-Termine bekomme ich diesmal sehr zügig. Schon zwei Tage später liege ich wieder unter ohrenbetäubendem Lärm in der Röhre.

Dabei bin ich ganz ruhig. Irgendwie weiß ich bereits, dass da neue Läsionen zu sehen sein werden. Ich spüre selbst, dass etwas mit mir nicht stimmt. Zuletzt hatte ich dieses Gefühl, als ich damals zu den Untersuchungen in die Uniklinik gegangen bin und später die Diagnose MS bekommen habe.

Das Ergebnis der Aufnahmen bestätigt mein Gefühl. Mit ruhiger Stimme erklärt mir die Ärztin, die die Aufnahmen gemacht und ausgewertet hat, dass ich zwei neue Entzündungsherde im Rückenmark und ganze elf neue im Gehirn habe. Das ist ein Schock. Noch vor wenigen Monaten sah es doch so gut aus! Wie kann es sein, dass gleich so eine Aktivität in die Krankheit gekommen ist? Elf neue Herde im Gehirn! Auch die beiden

Stellen im Rückenmark, beide wieder im Nackenbereich, geben Grund zur Sorge, denn hier ist gleich immer die Gefahr, dass meine Bewegungsfähigkeit eingeschränkt wird. Hatte der Arzt mir nach den letzten MRTs nicht erst erklärt, dass andere mit Läsionen an dieser Stelle schon nicht mehr gehen können?

Ich kann nur noch weinen. Ich bin enttäuscht und schockiert, auch wenn ich es irgendwie bereits geahnt habe. Das Gespräch mit meiner Neurologin findet erst morgen Vormittag statt, und so fahre ich unter Tränen nach Hause. Ich habe so viele Gedanken im Kopf, und gleichzeitig fühle ich mich so leer, ausgelaugt und verzweifelt. Ist das wirklich mein Leben, mit dem das gerade passiert? Bin das wirklich ich, frage ich mich immer und immer wieder.

Ich nehme mir vor, mich zusammenzureißen und vor den Kindern nicht zu weinen. Sie sollen nicht sehen und spüren, wie deprimiert und verzweifelt ich bin. Schließlich haben sie mich noch nie so erlebt. Ich möchte ihnen keine Angst machen. Aber als ich aus dem Auto steige und Paul und die beiden Mäuse in der Haustür auf mich warten sehe, kann ich nicht mehr. Ich breche in Tränen aus und schluchze und schluchze. Emma und Anna fallen mir um die Beine und drücken mich ganz fest. Paul nimmt mich in den Arm und lässt mich eine ganze Zeit nicht mehr los. Ich weine und weine und weine. Ich habe eine sehr große Angst davor, dass die multiple Sklerose jetzt so aktiv geworden ist, dass ich neue Einschränkungen dazu bekomme. Inkontinenz, Lähmungen, Verminderung der Leistungsfähigkeit – das sind alles Dinge, die ich auf gar keinen Fall haben möchte.

Viel kann ich an diesem Tag nicht mehr tun. Der Schock, die Angst und die Tränen machen mich unheimlich müde. Daneben ist mein Kopf einfach leer. Ich weiß nicht, was ich sagen oder tun soll. Ich habe keinen Plan. Neben den Schock und die Trauer gesellt sich Wut. Ich bin wütend auf das Leben. Ich hasse dieses Leben, das einfach macht, was es will, und unerbittlich jeden Tag weitergeht. Ohne Rücksicht auf Verluste und auf meine Gefühle.

Ich weiß nicht, was ich tun und wie ich mich nun verhalten soll. Was macht man in so einer Situation? Ich weiß es nicht. Ich weiß auch nicht, wie es nun weitergeht, und muss erst einmal abwarten, was die Neurologin morgen sagt. Ich lege mich ins Bett und flüchte vor dem Leben. Paul, Emma und Anna bringen mir Essen und Tee. Beide Mädchen krabbeln immer wieder zu mir ins Bett, streicheln mich und suchen meine Nähe. Irgendwann nimmt Paul die beiden mit ins Wohnzimmer, und ich schlafe erschöpft ein.

KAPITEL 31

Paul hat den Mäusen erklärt, dass ich krank bin und dass es mir nicht gut geht. Am nächsten Morgen kommt Emma zu mir und fragt mich: »Mama, was hast du?«

Ich setze mich auf und schaue in ihr aufgewecktes kleines Gesicht.

»Weißt du, die Mama hat so ein Kribbeln«, antworte ich. Ich wähle meine Worte nicht aus. Ich mache mir keine Gedanken, wie ich es sage, sondern sie kommen einfach so aus mir heraus.

»Wo hast du ein Kribbeln?«, fragt Emma weiter.

»Das Kribbeln ist im ganzen Körper, aber besonders in den Händen und in den Beinen«, erkläre ich ihr.

»Ist das schlimm, Mama?«

»Nein, das ist nicht schlimm. Schau, ich habe das schon die ganze Zeit, und manchmal spüre ich es auch kaum.«

Emma legt den Kopf zur Seite, und ich sehe ihr an, wie es in ihr arbeitet.

»Im Moment ist das Kribbeln stärker, deswegen bin ich traurig. Denn das fühlt sich einfach nicht schön an«, erkläre ich weiter.

»Hat der Arzt Medizin für dich?«, will Emma nun wissen.

»Ja, der Arzt hat Medizin für mich. Aber leider kann der nicht machen, dass das Kribbeln ganz weggeht.«

»Warum kann der das nicht machen?«

»Weil der dafür noch nicht die richtige Medizin gefunden hat. Der Arzt kann nur machen, dass das Kribbeln etwas besser wird.«

»Mama, wie fühlt sich das Kribbeln an?«

»Oh, das ist gar nicht so einfach zu erklären. Es fühlt sich ein bisschen so an, als würden ganz viele Ameisen über meine Hände krabbeln«, versuche ich zu erklären.

»Ihhh, das ist ja eklig!«, ruft Emma daraufhin und lacht. Ich muss mitlachen.

»Ja, da hast du recht. Manchmal ist das ganz schön eklig. Und doof und nervig.«

»Geht das Kribbeln wieder weg?«, fragt meine Tochter weiter.

»Weißt du, Emma, das wünsche ich mir sehr, aber bisher ist es leider nicht weggegangen. Aber eigentlich ist das nicht schlimm. Ich kann ja trotzdem alles so machen, wie ich möchte.« Schlagartig wird mir wieder bewusst, welch große Angst ich habe, dass sich das ändern könnte, und schon muss ich wieder weinen. Emma schaut mich erschrocken an, daher nehme ich sie in meine Arme und drücke sie fest an mich. Ich weiß nicht, was ich sagen soll. Ich weiß nicht, wie ich ihr die MS erklären soll. Wie erklärt man einem Kind, das erst drei Jahre alt ist, diese Erkrankung? Wie macht man ihm eine unheilbare Krankheit begreifbar? Ich weiß es nicht, schließlich war ich noch nie in dieser Situation. Außerdem kenne ich keine anderen Mamas mit MS, die schon ihre Erfahrung damit gemacht haben. Ich weiß nur, dass ich Emma und Anna irgendwie dabei begleiten möchte. Kindgerecht und verständlich. Aber wie ich das machen soll, dafür habe ich keine Anleitung. Daher lasse ich mich einfach von meinen Gefühlen und meiner Intuition leiten.

Anna ist noch zu klein. Sie stellt noch keine Fragen. Aber ich merke, dass auch sie sich Sorgen macht und mitbekommt, dass mit mir etwas nicht stimmt. Sie weint sehr viel und ist unruhig. Ich versuche, sie so oft wie möglich in den Arm zu nehmen und ihr meine Nähe und Wärme zu geben.

Als ich mich anziehe, um zum Gespräch mit meiner Neurologin zu fahren, klammern sich beide Mädchen an mich und wollen mich gar nicht mehr loslassen. Sie weinen, und Paul und ich haben Mühe, sie von mir zu lösen. Als ich endlich im Auto sitze, muss ich deswegen ebenfalls weinen. Jetzt ist es passiert. Sie haben Angst um mich, und wir können sie davor nicht bewahren. Da ist sie wieder, diese Wut auf das Leben. Warum macht es einfach, was es will? Warum muss es meinen beiden Töchtern schon solche Sorgen zumuten?

Ich sitze im Besprechungsraum und warte auf Frau Dr. Kurz. Diesmal, das ist mir klar, wird an den Medikamenten kein Weg vorbeiführen. 13 neue Entzündungsherde in Hirn und Rückenmark bedeuten für mich, alle Möglichkeiten ausschöpfen zu müssen, die die Medizin bereithält. Greife ich nun nicht nach jedem Strohhalm, mache ich mir später unter Garantie Vorwürfe, wenn es vielleicht noch schlimmer geworden ist. Schließlich bin ich eine zweifache Mutter. Ich möchte auch weiterhin mit meinen Kindern Fangen spielen und rumtoben können. Ich möchte mit ihnen zusammen spazieren gehen und ihnen das Radfahren beibringen. Und zwar ohne auf Hilfsmittel wie einen Rollator oder den Rollstuhl angewiesen zu sein. Daher weiß ich, dass für mich nun die Zeit gekommen ist, zu den MS-Medikamenten zu greifen. Es gäbe sicherlich auch noch alternative Methoden, die ich ausprobieren könnte, aber diese sind mir nun zu heikel. Es gibt für sie immer noch keine Studien, daher vertraue ich nun auf die erprobten Methoden der Neurologie. Auch wenn sie mir nicht garantieren können, dass sie mir helfen werden. Es ist einfach ein Gefühl, dass ich mich für diesen Weg entscheiden sollte. Paul ist froh über meine Entscheidung. Auch er macht sich Sorgen und hatte zunächst etwas Angst, dass ich mich noch immer gegen die Medikamente sträube. Er hätte mich zwar auch diesmal bei einem alternativen Weg begleitet, ist aber sehr glücklich, dass ich nun der Medizin vertrauen will.

Die Ärztin kommt, und wir sprechen über den neuen Befund.

»Frau Hubinger, jetzt ist der Fall eingetreten, den ich vermeiden wollte. Das sieht nicht gut aus«, beginnt Dr. Kurz.

Ich habe Tränen in den Augen. »Ich weiß«, antworte ich karg.

»Ich rate Ihnen dringend, nun mit der Medikation zu beginnen, um hoffentlich Ruhe in die ganze Sache zu bringen.«

»Welches Medikament empfehlen Sie mir denn? Sind Sie immer noch der Meinung, dass ich mit dieser neuen Tablette beginnen kann? Wie heißt die noch einmal?«

»Sie meinen das Tecfidera. Das neue Medikament, das von der Behandlung der Schuppenflechte weiterentwickelt wurde.«

»Genau. Dabei soll es doch kaum neue Läsionen geben.«

»Na ja«, sagt Dr. Kurz nun. »Mit solchen Einschätzungen sollte man vorsichtig sein. Ob es wirklich so gut wirkt, muss sich noch zeigen. Dafür ist es noch nicht lange genug auf dem Markt gegen die multiple Sklerose. Aber es gibt vielversprechende Ergebnisse. Ich betreue bereits einige Patienten mit diesem Medikament, und sie kommen gut damit zurecht. Ich denke, es spricht nichts dagegen, dass Sie das Tecfidera ebenfalls nehmen.«

Ich frage die Ärztin nach möglichen Nebenwirkungen des Medikaments.

»Die gibt es«, erklärt mir Dr. Kurz, »das muss aber nicht bedeuten, dass diese auch bei Ihnen auftreten. Auch bei meinen anderen Patienten sind sie nicht alle gleich. Zum einen treten häufiger Magen-Darm-Probleme auf: Magenschmerzen und Durchfall. Hier hat sich gezeigt, dass es den Patienten besser geht, wenn sie vor der Einnahme einen Joghurt essen. Woran das genau liegt, kann ich Ihnen allerdings noch nicht erklären. Und dann treten häufig sogenannte ›Flushes‹ auf.«

»Und was passiert dabei?«, frage ich.

»Das ist eine Hautreaktion. Ihnen wird heiß, und Ihre Haut rötet sich wie bei einem Sonnenbrand. Das ist eine Erscheinung, die ungefähr 45 bis 60 Minuten andauert. Manche empfinden diese Flushes als nicht störend, andere schon. Hier empfiehlt es sich, eine Aspirin zu nehmen. Das hilft.«

Na toll, denke ich mir, dann brauche ich Medikamente, um die Nebenwirkung des MS-Medikaments zu mindern. Eigentlich wollte ich doch nie so viele Präparate nehmen müssen. Mir kommen Zweifel.

»Und wenn ich das Medikament doch nicht nehme? Ich fühle mich einfach nicht wohl damit, so ein starkes Mittel zu nehmen.«

Dr. Kurz schaut mich eindringlich an. »Dann kann ich für nichts garantieren. Sie haben zurzeit eine hohe Krankheitsaktivität. Welche Einschränkungen weitere Läsionen bringen, kann ich Ihnen nicht sagen. Ich kann Sie natürlich auch nicht überreden. Ich habe Patienten, denen es sehr schlecht geht und die trotzdem keine Medikation möchten. Aber ich kann Ihnen sagen, dass es denjenigen, die ich behandle und die ein Medikament einnehmen, besser geht.« Also habe ich eigentlich keine Wahl und möchte wissen, wie es nun weitergeht.

»Zunächst bekommen Sie nun noch einmal drei Tage lang Kortison. Das machen wir hier in der MS-Ambulanz. Wir können gleich nach dem Gespräch mit der ersten Infusion beginnen.«

Die Ärztin erklärt mir in Ruhe, dass durch die Kortisongabe die Entzündungstätigkeit in meinem Körper gestoppt wird. Dreimal muss ich dazu in die MS-Ambulanz fahren. Für die Zeit nach der Kortisongabe habe ich mit Paul, Emma und Anna einen Urlaub am Meer geplant. In dieser Zeit kann das Kortison wirken, und ich kann mich hoffentlich etwas entspannen und die Zeit mit meiner Familie genießen. Wenn ich zurück bin, werde ich mit dem MS-Medikament beginnen.

Ich bin froh, dass es ein Medikament gibt, das nicht zum Spritzen, sondern zum Einnehmen ist. Irgendwie hatte es mich ja von Anfang an interessiert. Es war das einzige, das ich mir für mich vorstellen konnte. Und dabei ist es geblieben. Frau Dr. Kurz bestätigt mir, dass diese intuitive Entscheidung sehr wichtig sei. Oftmals würden Patienten die Medikamente besser vertragen, die sie intuitiv mögen, erklärt sie mir. Daher wolle sie mir das Medikament auch gar nicht ausreden. Außerdem wäre ich von meiner Krankheitsgeschichte her auch dafür geeignet.

Nach dem Gespräch und der direkt anschließenden ersten Kortisoninfusion fahre ich wieder nach Hause. Die Infusion hat insgesamt zwei Stunden gedauert. Ich habe von dem Kortison direkt wieder einen blechernen Geschmack auf der Zunge bekommen. Genau wie bei meiner ersten Kortisoninfusion stellt sich sofort wieder Appetitlosigkeit ein. Schon der Gedanke an Essen führt bei mir erneut zu Übelkeit. Ansonsten kann ich keine Veränderungen feststellen. Im Urlaub werde ich wieder aufpassen müssen, dass ich keinen Sonnenbrand bekomme, da meine Haut von dem Kortison empfindlich sein wird.

Zu Hause warten Emma, Anna und Paul schon wehmütig auf mich. Meine beiden Mädels nehmen mich sofort in Beschlag, und Paul erzählt mir, dass sie ihn im Viertelstundentakt gefragt haben, wo ihre Mama ist und wann sie wiederkommt. Meine Mäuse haben sich große Sorgen um mich gemacht. Sofort beginnt Emma, mich mit Fragen zu löchern.

»Wo warst du, Mama?«

»Ich war im Krankenhaus wegen meines Kribbelns. Da habe ich Medizin bekommen. Und morgen muss ich wieder dorthin.«

»Warum musst du da noch mal hin?«

»Weil ich insgesamt drei Tage lang Medizin bekomme.«

»Wie bekommst du die Medizin? Musst du die schlucken? Wie Hustensaft?« Emma verzieht das Gesicht so drollig, dass ich lachen muss.

»Nein, die schlucke ich nicht. Die bekomme ich gespritzt.«

»Oh!« Emma schaut mich ganz erschrocken an. Spritzen machen ihr Angst.

»Mama, wo bekommst du die gespritzt?«

»Ich bekomme die Medizin in den Arm hinein.«

Sie legt ihre Stirn sorgenvoll in Falten. »Tut das weh?«

»Nein, Emma, das tut nicht weh.«

Aber sie glaubt mir nicht, das kann ich ihr ansehen. Anna, die zwischen uns hockt, schaut unsicher von mir zu Emma und wieder zu mir. Ihr scheint das auch alles nicht so ganz geheuer zu sein. Da habe ich eine Idee: »Sagt mal, möchtet ihr beide morgen mit mir ins Krankenhaus kommen? Möchtet ihr sehen, wie ich die Medizin bekomme?« Irgendwie habe ich das

Gefühl, dass ich den beiden die Angst nehme, wenn sie sehen, was im Krankenhaus mit mir passiert. Schließlich bekomme ich nur eine Infusion, sitze dabei auf einem Stuhl und lese. Sobald die Infusion zu Ende ist, kann ich wieder gehen. Das ist nichts, worum sie sich Sorgen machen müssen, im Gegenteil, vielleicht können sie sich dann besser vorstellen, dass die Behandlung etwas ist, das für mich gut ist.

»Jaaaa!«, rufen die beiden sofort.

»Alles klar«, antworte ich, »dann machen wir das so. Ihr kommt morgen früh mit mir mit. Wir können ja auch etwas zum Lesen und zum Malen mitnehmen, damit euch nicht langweilig wird. Und ich bekomme da auch ein Frühstück, das können wir dann zusammen essen. Habt ihr darauf Lust?«

Einhellige Begeisterung bei meinen Töchtern.

Paul schaut mich an. »Wird dir das denn nicht zu viel?«

»Keine Sorge. Ich sitze dort ja eh zwei Stunden nur rum. Ich glaube, dass ihnen das guttun wird. Dann sehen sie, was dort mit mir passiert. Vielleicht sorgen sie sich dann nicht mehr so um mich.«

»Du bist toll«, sagt mein Mann und küsst mich. Und dann machen wir alle zusammen Pläne für den bevorstehenden Urlaub am Meer.

KAPITEL 32

Am nächsten Tag nehme ich die beiden Mädels also mit ins Krankenhaus. Sie sind ein bisschen aufgeregt. Auf der Fahrt zur MS-Ambulanz singen wir das Lied vom kranken Häschen in der Grube, das wir auch oft singen, wenn eine von beiden krank ist oder sich wehgetan hat. Ich bin froh, dass sie bei mir sind. Als die Infusion gelegt wird, schauen sie ganz genau zu, und insbesondere Emma stellt der Krankenschwester viele Fragen, begleitet von Annas Zwei-Wort-Sätzen.

»Was machst du da?«, fragt Emma die Krankenschwester.

»Ich lege deiner Mama einen Zugang für das Medikament«, antwortet die Schwester. »Weißt du, meine Mama hat da so ein Kribbeln. Die ist ein bisschen krank. Aber das ist nicht so schlimm«, erklärt Emma weiter, während sie die Krankenschwester nicht aus den Augen lässt.

»Ich weiß. Deswegen ist deine Mama ja auch hier bei uns. Sie bekommt von uns ein Medikament, damit es ihr wieder besser geht.«

»Tut das Pieksen weh?«, will Emma nun wissen.

»Manchmal tut das Pieksen auch weh«, erklärt ihr die Schwester, »aber guck mal, eure Mama sieht gar nicht so aus, also ob sie Schmerzen hat. Ich glaube nicht, dass ihr das wehgetan hat.« Emma und Anna schauen mich beide fragend an.

»Nein«, erkläre ich ihnen, »das hat mir gar nicht wehgetan.« Die Mädels sehen erleichtert aus. Es war eine gute Idee, sie mit herzubringen. Beide haben überhaupt keine Berührungsängste, sondern schauen sich interessiert um und scherzen mit den Ärzten und den Krankenschwestern. Nachdem sie sich über mein Frühstück hergemacht und die Marmeladenbrötchen nur so verschlungen haben, verschwinden beide für eine Weile im Stationszimmer. Irgendwann mache ich mich neugierig auf die Suche, denn ich höre sie die ganze Zeit lachen und glucksen. Mir bietet sich ein völlig gelöstes und fröhliches Bild, als ich in das Stationszimmer schaue. Meine Kleine wird auf einem Bürostuhl von einer Krankenschwester um die Tische gefahren, und ein jüngerer Arzt bastelt meiner Großen ein Huhn aus einem Gummihandschuh. Ich kann richtig spüren, dass es den Mädchen guttut, hier zu sein, und wie sie sich entspannen. Sie hatten Angst, was mit ihrer Mama im Krankenhaus geschieht. Nun können sie sehen, dass hier alles ganz normal ist und Mama nichts passiert. Als ich aufstehe, um auf die Toilette zu gehen, stellt sich Anna kurzerhand auf den Infusionswagen und fährt mit. Dieses Bild, wie meine Kleine aus dem Infusionswagen einfach ein Rollspielzeug macht, werde ich nie vergessen. Für mich verdeutlicht es, wie Kinder Krankheiten zur Normalität machen. Wie sie sie ganz einfach in ihren Alltag integrieren, ganz ohne Berührungsängste.

Als wir wieder zu Hause sind, möchte Paul natürlich wissen, wie es war. Die Mädels berichten ihm fröhlich von ihrem Abenteuer, und Anna wedelt mit dem mitgebrachten Gummihandschuhhuhn. Paul lacht erleichtert.

»Süße, das war offenbar genau richtig! Ich bin froh, dass du sie mitgenommen hast. Zuerst hatte ich ein wenig Bedenken, dass es vielleicht zu viel für dich ist. Aber mir scheint, es war genau die richtige Entscheidung.«

»Ja«, sage ich, »ich bin auch froh, dass es so gelaufen ist. Abgesehen davon, dass mir vom Kortison übel ist. Das Frühstück konnte ich gar nicht essen, aber Emma und Anna haben sich auf die Brötchen mit Marmelade gestürzt.«

»Mammelade«, echot Anna und schwenkt ihr Gummihuhn.

Irgendwie macht mich das Kortison jetzt schon ein wenig unruhig. Mal schauen, wie es sich weiterentwickelt. Morgen bekomme ich noch eine Infusion, und dann bin ich fertig. Ich freue mich so auf unseren Urlaub. Der kommt gerade genau richtig.

Am nächsten Tag fahre ich allein zur letzten Infusion. Diesmal haben meine Töchter keine Angst um mich, sondern wünschen mir viel Spaß im Krankenhaus. Am liebsten würden sie wieder mitkommen, aber Paul geht mit ihnen in der Zeit für unseren Urlaub einkaufen.

Endlich ist die Kortisonbehandlung überstanden, und wir fahren für zehn Tage an die Nordsee. Es wird ein sehr schöner und entspannter Urlaub. Anfangs bin ich noch etwas traurig über meine Situation, denn ich hatte mir sehr gewünscht, dass mich die multiple Sklerose nach den zwei Geburten am besten für immer in Ruhe lässt. Ich hatte so gehofft, dass der Schub vor meiner Diagnose das einzige Ereignis bleiben und ich niemals Medikamente benötigen würde. Dieser Traum hat sich nun leider zerschlagen. Ich spreche lange und viel mit Paul darüber. Wir sind uns einig, dass ich die Zukunft mit Medikament jetzt auf gar keinen Fall zu schwarzsehen darf. Dass ich das Medikament nun nehmen muss, ist kein Weltuntergang. Vielleicht habe ich dieses Ereignis einfach gebraucht, um mich vollkommen darauf einlassen zu können. Auch meine Neurologin meint, dass das die Wirksamkeit positiv beeinflusse. Deswegen vertraue ich nun einfach auf mein gutes Gefühl.

Die vergangenen Wochen waren stressig, wahrscheinlich zu stressig für mich. Ich muss es in Zukunft unbedingt schaffen, mir Ruheinseln in meinen Alltag einzubauen. Falls das bedeutet, weniger zu arbeiten, muss ich meine Arbeitszeit entsprechend verkürzen. Aber ansonsten konzentriere ich mich auf das Hier und Jetzt und trauere der Zeit ohne Medikament nicht nach. Es bringt schließlich nichts, mir nun zu viele Gedanken um die multiple Sklerose zu machen. Ich habe diese Erkrankung nun einmal, das werde ich nicht mehr ändern können. Deswegen nehme ich einen Schritt nach dem nächsten.

Die Auszeit an der Nordsee hilft mir dabei ungemein. Es ist schön, raus aus dem Alltag zu sein. Die raue See und die frische Luft tun mir gut, insbesondere da ich von dem Kortison noch etwas unruhig bin und oft nicht gut schlafen kann. So kann ich trotzdem tagsüber entspannen. Emma und Anna gefällt es sehr gut, und sie buddeln den lieben langen Tag im Sand. Sie genießen die gemeinsame Familienzeit. Paul und ich sitzen im Strandkorb neben ihnen und lassen einfach die Seele baumeln. Am liebsten würde ich nicht nur zehn Tage hier bleiben, sondern gleich sechs Wochen.

KAPITEL 33

Nach unserer Rückkehr beginne ich mit der Einnahme des Medikaments. Hier spielt mir meine Psyche wieder einen kleinen Streich: Sofort mit den ersten Tabletten sind all meine Symptome weg. Sie waren nach der Kortisontherapie bereits etwas schwächer geworden. Nun spüre ich weder ein Kribbeln noch sonstige Symptome. Daher rufe ich bei meiner MS-Schwester an, die mich von der MS-Ambulanz aus betreut. Sie sagt, dass das unmöglich durch das Medikament kommen kann.

»Frau Hubinger, ich glaube, die Kraft Ihrer Gedanken ist sehr stark. Aber das ist gut so. Das zeigt, dass Sie dem Medikament vertrauen.«

Insgesamt geht es mir sehr gut mit dem Medikament. Die Magen- und Darmprobleme treten bei mir überhaupt nicht auf. Zwei Tage nach der ersten Einnahme habe ich zum ersten Mal einen »Flush«. Mir wird langsam, aber sicher insbesondere im Gesicht und am Dekolleté heiß, und die Haut beginnt zu jucken. Dann breitet sich diese juckende Hitze auf den restlichen Körper aus. Nach ungefähr vierzig Minuten ist der Spuk wieder vorbei. Es ist erträglich, und ich verzichte auf die Möglichkeit, mir mit einem Aspirin Linderung zu verschaffen. Ansonsten habe ich keinerlei Nebenwirkungen. Nach einer Woche kann ich die anfängliche Dosis des Medikaments auf die normale, dauerhafte Dosis hochsetzen. Parallel werden meine Blutwerte in den ersten vier Wochen wöchentlich kontrolliert. Aber auch hier ist weiterhin alles bestens. Einen »Flush« habe ich alle drei bis vier Wochen einmal, und das ist für mich vollkommen erträglich.

Durch die Einnahme des Medikaments wird meine Erkrankung auch für Anna und Emma greifbarer. Ihnen wird immer deutlicher bewusst, dass bei ihrer Mama etwas anders ist. Einige Wochen nach Start des Medikaments ist meine Mutter zu Besuch. Eines Abends sagt Emma plötzlich: »Oma, weißt du, die Mama hat da so ein Kribbeln in der Hand. Deswegen muss die immer Tabletten nehmen.« Anna begleitet diese Aussage mit einem heftigen Kopfnicken und bekräftigt das Gesagte mit einem: »Ja, Mama nimm Tabletten.« Als ich das höre, bin ich unglaublich stolz und gleichzeitig auch wiederum erschrocken und traurig, denn mir war nicht bewusst, dass meine beiden Töchter die Krankheit und die Tabletten so deutlich registrieren.

Auch meine Mama muss zunächst schlucken, als sie das hört.

»Ja, Emma, das weiß ich. Sie hat mir auch erzählt, dass ihr beide mit im Krankenhaus wart, als die Mama eine Infusion bekommen hat. Wie war das denn?« Und dann erzählen Emma und Anna ihrer Oma, wie lecker das Frühstück dort war, von den Gummihandschuhhühnern und wer beim Wettrennen gewonnen hat.

Diese Situation ist ein wenig surreal für mich. Ich kann es nicht fassen: Wir sitzen zu viert am Tisch und unterhalten uns ganz normal über diese völlig unnormale und nicht alltägliche Krankheit. Aber das tut mir auf der anderen Seite auch unheimlich gut. Denn die multiple Sklerose gehört durch die Einnahme des Medikaments mehr denn je zu meinem Leben. Also muss ich auch einen normalen Umgang mit ihr finden. Dazu gehört es auch, mich so normal und unaufgeregt wie möglich mit meinen Töchtern zu unterhalten. Die MS ist in unserem Familienalltag angekommen.

Jetzt, wo ich merke, wie Emma und Anna meine Krankheit beschäftigt, habe ich beschlossen, auch auf meinem Blog *Mama Schulze* über meine Erkrankung zu schreiben. Es ist mir ein Anliegen zu zeigen, wie es sich mit der Erkrankung als Mama lebt. Als Mama, die sich bewusst für das Leben mit Erkrankung und Kindern entschieden hat. Es gibt sicherlich ganz viele andere Mütter da draußen, die dieselbe Erkrankung haben wie ich. Und die sich vielleicht allein fühlen und hilflos, weil sie die zahlreichen Fragen ihrer Kinder nicht beantworten können oder schlichtweg nicht wissen, wie sie sie beantworten sollen. Außerdem möchte ich zeigen, dass ein Familienleben mit all seinen Höhen und Tiefen auch mit einer Erkrankung wie der multiplen Sklerose möglich ist. Auch denjenigen, bei denen unsere Entscheidung vielleicht auf Unverständnis und Kopfschütteln stößt.

Bisher habe ich noch nicht viele Erfahrungsberichte in Form von Büchern oder Websites gefunden. Bedenkt man jedoch, dass die Erkrankung meist Frauen im jungen Erwachsenenalter um die dreißig trifft, kann es doch nicht sein, dass es nur wenige Mamas wie mich gibt. Frauen, die sich bewusst für die Kinder entschieden haben, als sie die Diagnose MS schon hatten. Oder Frauen, die bereits Kinder hatten und dann von der MS getroffen wurden. Daher beginne ich, meine Erkrankung öffentlich zu machen. Und meine Besucher- und Leserzahlen schnellen in die Höhe. Ich bekomme sehr viel Zuspruch. Fast täglich schreiben mir Frauen, die ebenfalls multiple Sklerose haben oder von ihr erst ganz frisch wissen. Gerade die

Neuerkrankten recherchieren im Internet nach Erfahrungsberichten. Viele landen dann bei mir und schreiben mir, dass ich ihnen Hoffnung gebe. Denn sie hatten sofort nach der Diagnose Angst, keine Familie mehr gründen zu können. Das gibt mir einen ungemeinen Antrieb, weiterhin über meine Geschichte auf *Mama Schulze* zu schreiben. Bald melden sich auch die ersten Zeitungen, Zeitschriften und Fernsehformate, um mich zu interviewen. Daher bekommt mein Blog nun ein Motto: *Mama Schulze: Über mein Leben als berufstätige Zweifachmama mit multipler Sklerose.* Hier schreibe ich fortan darüber, wie ich meinen Alltag wuppe, welche Höhen und Tiefen ich zu meistern habe, und sammele darüber hinaus auch die Geschichten von anderen MS-Erkrankten. Ich möchte zeigen, wie unterschiedlich die multiple Sklerose, die Krankheit mit den tausend Gesichtern, verlaufen kann und wie unterschiedlich die Betroffenen mit ihr umgehen. Schließlich gibt es nicht nur einen Weg, so eine Diagnose zu verarbeiten. Über den Austausch auf meiner Seite habe ich schon viele verschiedene interessante Persönlichkeiten mit MS kennenlernen dürfen. Da gibt es die lebenslustige Rentnerin, die eine große Facebook-Gruppe leitet, ihre Erfahrungen dort teilt und sogar Bücher zur multiplen Sklerose auf eigene Kosten schreibt. Oder die junge Frau, die ihre Diagnose in einem Film verarbeitet hat. Ich lerne Männer und Frauen kennen, die stark von der MS gezeichnet sind, im Rollstuhl sitzen oder andere Hilfsmittel benötigen. Aber ich »treffe« auch genauso viele Menschen online, denen es mit der multiplen Sklerose weitestgehend gut geht und in deren Umfeld nur wenige Mitmenschen von ihrer Erkrankung wissen.

KAPITEL 34

»Meine Mama ist krank.« Diesen Satz höre ich nun immer häufiger von Emma. Auch Anna bestätigt diesen gern mit einem »Ja, Mama krank.« Von allein beginnt Anna nicht, über meine Erkrankung zu reden. Es ist eher Emma, die damit anfängt. Sie sagt diesen Satz völlig zusammenhangslos zu ihren Erzieherinnen, zu Oma und Opa, zu Nachbarn, zu Freunden oder zur Kassiererin an der Supermarktkasse. Ich habe viel darüber nachgedacht, wie ich damit umgehen soll. Ich will diesen Satz und die damit verbundenen Gedanken meiner Tochter nicht einfach ignorieren, ihm aber auch nicht zu viel Bedeutung schenken. Natürlich möchte ich ihr das Gefühl vermitteln, sie ernst zu nehmen. Ich möchte ihre Gedanken nicht einfach übergehen. Sie ist eine kleine Persönlichkeit, die sich sehr viele Gedanken um sich und ihre Umwelt macht. Das finde ich gut, und ich möchte sie darin bestärken.

Auf der anderen Seite möchte ich aber auch nicht, dass meine multiple Sklerose zu viel Platz in unserem Alltag bekommt. Mir geht es (noch) gut damit, und ich werde kaum eingeschränkt. Daher möchte ich keine Schreckensbilder an die Wand malen oder Ängste bei Anna und Emma auslösen, indem ich zu viel über meine Erkrankung rede. Natürlich ist die multiple Sklerose Teil meines Lebens, Teil unseres Lebens. Aber eben auch nicht mehr.

Daher habe ich begonnen, diesen Satz von Emma zunächst zu bestätigen und abzuwarten, ob mehr von ihrer Seite kommt. Schließlich habe ich mich für einen offenen Umgang mit der Erkrankung in Gegenwart meiner Töchter entschieden. Meistens kommt jedoch gar nicht mehr von Emma. Sie will ihre Aussage einfach bestätigt haben. Das ist ihre Art, damit einen Umgang für sich zu finden. Indem ich ihr diesen Satz bestätige, zeige ich ihr, dass ich ihr zuhöre.

»Mama, ist das Kribbeln immer da?«, fragt sie dann zum Beispiel.

»Ja, das ist immer da.«

»Auch jetzt?«

»Ja, mein Schatz, immer.«

Wenn ich dann das Gefühl habe, dass es so für Emma in Ordnung ist und sie nicht weiteren Redebedarf hat, dann belasse ich es dabei und gehe nicht weiter darauf ein. Habe ich jedoch das Gefühl, dass da noch etwas auf der kleinen Seele brennt, dann frage ich sie einfach, ob sie mit mir darüber sprechen möchte, und beantworte ihr so gut es geht alle weiteren Fragen. Werden diese jedoch zu kompliziert und ich weiß nicht, wie ich es ihr kindgerecht erklären soll, dann sage ich ihr das auch ehrlich: »Emma, ich weiß nicht, wie ich es dir erklären soll. Lass mich mal ein wenig darüber nachdenken. Vielleicht fällt mir eine Antwort ein.«

Einmal treffen wir beim Einkaufen eine ältere Dame im Rollstuhl. Emma beobachtet sie länger und fragt mich dann: »Mama, was hat die Frau? Warum braucht sie einen Rollstuhl?« »Schatz, das weiß ich nicht, ich kenne die Frau ja nicht. Sie kann krank sein oder irgendwann einen Unfall gehabt haben. Aber es ist gut, dass sie den Rollstuhl hat. Dann kann sie damit rausgehen zum Einkaufen oder Freunde treffen.«

Emma beobachtet sie weiter. »Aber Mama, warum sitzt die Frau im Rollstuhl?«

»Emma, ich weiß es nicht. Vielleicht traust du dich, sie zu fragen?«

»Nein, mach du das bitte, Mama.« Also gehe ich mit Emma und Anna zu dieser Frau, die uns freundlich anlächelt. Sie hat unsere Unterhaltung bereits mitbekommen.

»Guten Tag, meine Tochter würde gern wissen, warum Sie einen Rollstuhl benötigen. Ist es in Ordnung, dass wir Sie darauf ansprechen?«, beginne ich das Gespräch.

Die Frau lacht. »Na klar ist das in Ordnung! Wie heißt du denn, meine Kleine?«

Emma lächelt erleichtert zurück. »Ich bin Emma, und das ist Anna, meine Schwester. Und wer bist du?«

»Ich bin Senta. Weißt du, Emma, ich habe eine Krankheit, bei der ich den Rollstuhl manchmal brauche, manchmal aber auch nicht.«

»Meine Mama ist auch krank, die hat so ein Kribbeln im Körper.«

Senta und ich schauen uns an. Wissend. Wir haben beide dasselbe Schicksal.

»Manchmal ist so ein Rollstuhl echt praktisch«, fährt Senta fort. »Der hat sogar einen Namen. Willst du den wissen?«

»Ja, bitte«, strahlt Emma.

»Darf ich vorstellen, das ist Trulla. Trulla ist manchmal etwas traurig, weil sie immer mal im Keller stehen muss, wenn ich sie nicht brauche. Dann freut sie sich, wenn sie wieder etwas mit mir herumfahren darf.«

Dieses Treffen ist ein wahrer Glücksfall! Ich bin froh, dass Senta so gelassen und unaufgeregt reagiert. Sie redet so selbstverständlich mit Emma, dass es hinterher für sie die natürlichste

Sache der Welt ist, dass manche Menschen einen Rollstuhl benötigen und andere wiederum nicht.

Oft spreche ich auch mit den Erzieherinnen in der Kita darüber, ob meine Erkrankung bei den Mädels in der Zeit ihrer Betreuung Thema ist. Bei Anna hält sich das bisher in Grenzen. Sie schneidet das Thema eigentlich überhaupt nicht an. Emma thematisiert die MS mal mehr und mal weniger. Kurz nachdem ich mit dem Medikament begonnen habe, hat sie in der Kita sehr viel darüber geredet. Insbesondere hat sie sich Sorgen darum gemacht, dass ich die Einnahme vergesse. Hier scheint sie eine große Angst zu haben. Sie weiß schon genau, dass ihre Mama die Medikamente nehmen muss, damit die Krankheit nicht schlimmer wird.

Katja, Emmas Erzieherin, hat eines Tages eine tolle Idee, mit der mich Emma überrascht. Sie hat mit meiner kleinen Großen zusammen ein Pillendöschen gebastelt. Ganz aufgeregt kommt Emma mir beim Abholen in der Kita entgegengerannt und überreicht mir feierlich eine Pillendose in Herzform.

»So, Mama, da kannst du dann immer alle deine Tabletten reintun, und dann vergisst du sie auch nicht.«

Ich bin total gerührt. Emma hat die Dose bunt bemalt und mit Steinchen beklebt. Ich bin so stolz auf meine Große, dass mir die Tränen die Wangen runterlaufen. Viele Gefühle übermannen mich: Freude, da ich eine so tolle und empathische Tochter habe. Trauer, da sie sich schon in so jungen Jahren mit meiner Krankheit beschäftigen muss. Stolz, da wir so einen schönen und offenen Umgang mit meiner Krankheit gefunden haben. Und Wut, da das Universum uns nicht zugesteht, ein ganz normales Familienleben führen zu können.

Seitdem sie mir die Dose geschenkt hat, macht Emma sich nicht mehr so viele Gedanken um meine Erkrankung und mich. Ab und zu kontrolliert sie, ob noch Tabletten in der Dose sind, und fragt mich dann, ob ich sie auch alle so genommen habe, wie ich soll. Aber dann ist das Thema auch für sie abgehakt, und sie denkt nicht mehr darüber nach. Das finde ich gut so, schließlich soll sie ein Kind sein dürfen und rumtoben, spielen und lachen können, ohne sich zu viele Gedanken um mich zu machen.

KAPITEL 35

Nun sind viele Monate vergangen, und die Einnahme des Medikaments hat sich eingespielt. Seit ich es nehme, ist es zu keinem neuen Schub gekommen. Auch die MRTs, die alle sechs Monate zur Kontrolle gemacht werden, zeigen, dass keine neuen Läsionen hinzugekommen sind. Der Alltag mit der MS hat sich eingespielt. Ich nehme das Medikament morgens und abends. Von Zeit zu Zeit habe ich noch einen »Flush«, aber nicht mehr in einer solchen Regelmäßigkeit wie zu Anfang. Ansonsten habe ich keinerlei Nebenwirkungen.

Aber es gibt natürlich auch Tage, an denen mein Körper gereizt reagiert, zum Beispiel mit Magen- und Darmproblemen. Tage, an denen ich an meine Grenzen komme. Einmal will ich Emma und Anna aus der Kita abholen, um einen schönen Nachmittag mit ihnen zu verbringen. Doch die Mädels sind irgendwie auf Krawall gebürstet und wiedersetzen sich hartnäckig.

»Ich will lieber hierbleiben und weiter mit Lotte spielen«, mault Emma, als ich sie auffordere, ihre Sachen zu packen und die Schuhe anzuziehen. Wie abgesprochen, kräht Anna im Hintergrund »Will auch nicht« und stampft mit ihren kurzen Beinchen energisch in den Boden.

»Ach kommt, Mädels, ich habe mich extra beeilt, damit wir uns einen schönen Nachmittag machen können. Wollen wir Eis essen?«

»Ich will kein Eis, ich will hierbleiben«, erklärt Emma nur knapp und dreht sich wieder zu ihrer Freundin um.

Ich bin enttäuscht und spüre die Ungeduld in mir wachsen. Ich versuche, ruhig zu bleiben, leider gelingt es mir nicht. Am Ende muss ich durchgreifen und laut werden. Emma schmollt,

Anna heult, und ich bin genervt. Das Eis wird für heute vom Speiseplan gestrichen. Als wir im Auto sitzen und uns anschweigen, mache ich mir Vorwürfe, weil ich mal wieder so ungeduldig mit den beiden Mäusen war. Denn eigentlich weiß ich doch, dass das nur schlechte Stimmung macht und gerade in solchen Verweigerungssituationen meiner Töchter nicht hilft. Ich möchte meine Kinder doch eigentlich gar nicht anschreien. Ich will keine Furie sein, sondern eine liebevolle Mama, die Verständnis und Geduld hat. Schließlich weiß ich doch gerade auch durch meine Erkrankung, dass es wichtigere Dinge gibt als Pläne, die nicht umgesetzt werden. Als Vorstellungen, die nicht klappen. Ich weiß, dass man sich gegenseitig Luft und Raum geben muss, um ein entspanntes Miteinander zu haben. Aber auch ich bin manchmal ungeduldig und müde und am Ende meiner Kräfte. Zu Hause angekommen, wundert Paul sich über die Eiszeit, die offenbar zwischen seinen drei Damen ausgebrochen ist.

Die Widerstandsfähigkeit meiner Töchter bleibt bis zum Abend ungebrochen, und so gibt es vor dem Zubettgehen noch einmal einen richtigen Streit. Als Paul dann für die Mädels Partei ergreift, liegen meine Nerven endgültig blank. Ich schreie, knalle mit Türen und ziehe mich gefrustet ins Badezimmer zurück. Die ganze Nacht über habe ich Magenschmerzen und Durchfall. So heftig, dass ich mich nur von links nach rechts wälze und dazu noch einen »Flush« bekomme. Als ich am nächsten Morgen die nächste Tablette des MS-Medikaments nehmen will, muss ich feststellen, dass ich in dem ganzen Chaos und Stress die beiden Dosen des Tages bereits am Vorabend eingenommen habe. Erinnern kann ich mich überhaupt nicht daran. Aber so muss es gewesen sein. Ich hatte das Medikament am Abend zuvor gleich dreifach eingenommen. Daher kamen dann auch meine Magen- und Darmprobleme in der Nacht. *Ich muss besser auf mich aufpassen,* denke ich und beschließe zum wiederholten Male, mich nicht von kleinen Streitereien so aus der Bahn werfen zu lassen.

Eines Abends haben Emma und ich nach langer Zeit endlich einmal wieder etwas Zeit für uns ganz allein. Anna hatte in der Kita keinen Mittagsschlaf gemacht und ist sehr früh hundemüde, sodass ich sie schon frühzeitig ins Bett bringe. Emma und ich nutzen die Zweisamkeit, um ausgiebig zu kuscheln und uns gemeinsam Bücher anzuschauen. Natürlich darf Emma entscheiden, welche Geschichten ich vorlese, und sie entscheidet sich sofort für eine, in der ein kleines Mädchen sich ein Bein bricht und ins Krankenhaus muss, wo sie operiert wird. In kurzen Szenen werden das Röntgen, die Blutentnahme und Physiotherapie beschrieben. Emma liebt dieses Buch und kann es immer und immer wieder lesen. Sie interessiert sich sehr für Krankheiten, Blut und Verletzungen. Wie immer muss ich während des Lesens zig Fragen beantworten und ihr alles ganz genau erklären: wie das Röntgen funktioniert, wie das mit der Bettpfanne genau geht, wie es ist, wenn man Physiotherapie bekommt, und vieles mehr. Die Fragen nehmen kein Ende, und so will ich irgendwann von ihr wissen: »Sag mal, Emma, willst du vielleicht auch einmal Ärztin sein, wenn du groß bist?«

Emma überlegt kurz und sagt dann: »Ja, Mama, aber wie weiß ich dann, wie ich den Menschen helfen kann?«

»Dann gehst du zuerst auf eine bestimmte Schule. Dort lernst du, wie du die Menschen gesund machen kannst. Dann weißt du alles, was eine Ärztin wissen muss, um den Menschen zu helfen.«

»Gut, Mama, dann will ich als Erstes dir helfen. Dich untersuche ich dann zuallererst. Und dann mache ich, dass dein Kribbeln weggeht!«

Seitdem will sie, dass ich in jedes Freundebuch, das bei ihr zum Ausfüllen landet, bei ihrem Berufswunsch »Ärztin« eintrage.

»Mama, du weißt doch, was ich einmal werden will, wenn ich groß bin! Ich werde eine Ärztin. Und dann mache ich, dass dein Kribbeln weggeht.«

KAPITEL 36

In der letzten Zeit hat mich ein neuer Gedanke gepackt. Nein, eigentlich ist die Umschreibung »ein neuer Gedanke« falsch in diesem Zusammenhang. Es ist nicht nur ein neuer Gedanke, es ist darüber hinaus auch ein neues Gefühl. Langsam, aber sicher haben sich beide in mir breitgemacht. Über Wochen, schließlich über Monate hinweg. Dabei wurden sie immer stärker. Zunächst habe ich Paul davon gar nichts erzählt. Ich wollte mir erst sicher darüber werden, dass diese Mischung aus Gedanken und Gefühlen Bestand hat. Dass sie bleiben und nicht nur vorübergehend sind. Denn ich wusste, wenn ich mit ihm darüber spreche, wird das noch einmal alles bei uns ändern. Daher wollte ich mir erst sicher sein, dass ich mir sicher bin.

Ich möchte noch einmal Mama werden. Zum dritten Mal möchte ich wieder schwanger sein, ein Leben in mir wachsen spüren, ein Leben schenken und es begleiten. Ich möchte noch einmal diesen Babyduft riechen dürfen, Ähnlichkeiten zu mir und Paul an diesem neuen Menschlein suchen und Teil dieses Wunders der Natur sein.

Natürlich ist das eine Entscheidung, die nicht leichtfertig zu treffen ist. Ich muss zugeben, dass sie mir schwerer fällt als noch vor knapp sechs Jahren. Damals wussten wir noch nicht, worauf wir uns einlassen. Wir wussten nicht, was es bedeutet, für ein Baby Verantwortung zu übernehmen, sich zu sorgen, nächtelang nicht schlafen zu können und ständig am Ende unserer Kräfte und zugleich total happy zu sein. Wir konnten es damals gar nicht wissen, woher auch? Alle Eltern stürzen sich beim ersten Mal jungfräulich in diese Situation. Man hat keine Ahnung, wie es genau ist, Eltern zu sein. Man kann es erahnen, aber dann ist es doch ganz anders, als man es sich vorher vorgestellt hat. Diesmal weiß ich ganz genau, dass mich nicht nur eine rosige Zukunft erwarten würde. Nein, es würde definitiv anstrengend, kräftezehrend, manchmal auch zermürbend. Aber natürlich auch zugleich unsagbar schön.

Und dann ist da eben meine multiple Sklerose. Zweimal ist es mit den Schwangerschaften bereits gut gegangen. Im Nachhinein kann ich sagen, dass es mir während der Schwangerschaften sogar besser ging. Aber wird es auch ein drittes Mal so sein? Und wenn ich dann doch wider Erwarten einen Schub haben sollte, was wird dann aus den Kindern? Paul müsste sich dann um drei Kinder kümmern statt nur um zwei, das wäre natürlich noch einmal eine Nummer komplizierter und anstrengender. Insbesondere mit einem Baby. Darüber hinaus merke ich gerade unter Schlafentzug und in den Krankheitsphasen der Mädchen meine Symptome stärker als sonst. Wie schaffe ich das mit einem dritten Kind? Kann ich den älteren beiden Kindern dann noch gerecht werden? Und was bedeutet ein drittes Kind für die Beziehung zwischen Paul und mir? Schon nach der Geburt von Anna habe ich gemerkt, wie wenig Zeit wir beide hatten. Das war mit einem Kind noch viel leichter. Das zweite knapste uns die verbliebene Zeit zu zweit ab. Wie würde das erst mit einem dritten Kind sein?

Paul hat natürlich direkt gespürt, dass ich über einem Gedanken brüte. Es ist nicht so, dass wir nie über ein drittes Kind gesprochen hätten. Ein halbes Jahr nach Annas Geburt hatte ich ihm schon einmal gesagt, dass ich mir ein drittes Kind vorstellen könnte. Allerdings hatten wir bei all dem Stress, den die anstrengende Anfangszeit mit Anna mit sich brachte, dann gemeinsam beschlossen, dass es bei zwei Kindern bleiben soll. Zwischendurch flammte der Gedanke an ein drittes Kind immer mal wieder auf, aber eben nur kurz. Und nun ist er wieder da. Seit einem halben Jahr konstant. Er geht nicht wieder weg, und ich werde bei jeder Schwangerschaftsverkündung im Freundeskreis wehmütig.

Je länger Paul und ich über das dritte Kind sprechen, desto stärker wird der Wunsch bei uns beiden nach eben diesem Kind. Überwogen am Anfang noch die Zweifel, die Erinnerungen an die schlaflosen Nächte, wird der Gedanke mit der Zeit immer stärker, dass wir das schaffen. Wenn nicht wir, wer dann? Außerdem käme das dritte Kind dann mit einem Abstand von circa vier Jahren zu Anna. Größer werden lassen möchten wir die Zeitspanne nicht. Die Kinder sollen noch gemeinsame Interessen haben.

Leider ist der Teil nach der Entscheidung dann nicht ganz so romantisch wie bei gesunden Paaren. Denn ich nehme immerhin ja ein Medikament gegen die multiple Sklerose, mit dem ich nicht schwanger werden sollte. Das Medikament ist noch nicht lange genug im Einsatz, um verlässliche Erkenntnisse zu haben, wie es sich auf die Fruchtbarkeit und die Föten auswirkt. Insgesamt wurden bisher erst zweihundert Schwangerschaften unter diesem Medikament beobachtet. Hier gab es kein erhöhtes Fehlgeburts- oder Fehlbildungsrisiko. Das hört sich im ersten Moment zunächst einmal gut an, ist aber leider eine verschwindend geringe Anzahl. Wenn Medikamentenstudien laufen, werden Tausende Probanden dafür getestet, um alle Eventualitäten ausschließen zu können. Und doch passiert von Zeit zu Zeit immer mal wieder etwas Schlimmes unter einem neuen, bereits ausgiebig getesteten Medikament, von dem wir alle dann in den Nachrichten hören. Dagegen sind zweihundert Schwangerschaftsfälle quasi nichts. Kein Arzt der Welt würde mir unter diesen Voraussetzungen empfehlen, mit diesem Medikament schwanger zu werden und es während der Schwangerschaft weiter zu nehmen.

Daher nehme ich Kontakt zu einer Ärztin auf, mit der ich über meinen Blog vor einiger Zeit in Kontakt gekommen bin. Sie forscht zu Kinderwunsch und multipler Sklerose. Sie antwortet mir sehr schnell, dass sie bei einem bestehenden Kinderwunsch empfehlen würde, das Medikament sofort abzusetzen, spätestens wenn ich schwanger bin. Es gäbe Hinweise darauf, dass Frauen, die unter dem Medikament schwanger geworden sind, keine Risiken zu erwarten haben. Aber man wisse es eben noch nicht mit Sicherheit.

»Das Medikament einfach absetzen bei Kinderwunsch« – das hört sich so simpel an. Aber was ist, wenn ich eben nicht direkt wieder schwanger werde? Wenn es nicht so klappt wie bei den beiden ersten Malen? Meine Freundin hat über zwei Jahre auf das dritte Kind gewartet, obwohl sie bei den ersten Kindern sofort schwanger war. Dann müsste ich sehr lange auf das Medikament verzichten und würde neue Schübe riskieren. Was mache ich dann? Und wenn ich das Medikament einfach nehme, bis ich schwanger bin? Dann bin ich auf der sicheren Seite, was meine MS angeht. Aber was ist, wenn ich dann der erste Fall bin, bei deren Fötus es zu massiven Fehlbildungen gekommen ist? Was mache ich dann?

Ich muss zugeben, dass mich diese Situation wieder wütend macht. Wütend auf die MS. Ich würde mich so gern einfach für ein drittes Kind entscheiden können und alle Zeit der Welt haben dürfen, um schwanger zu werden und es zu bekommen.

Bei mir hingegen tickt ein kleines Bömbchen im Körper, das ich nicht zur Explosion bringen möchte. Paul sagt, ich solle mir nicht so viele Gedanken machen. Das würde auch bei diesem dritten Mal gut gehen – allerdings nicht, wenn ich mich verrückt mache. Er hat sicher recht. Aber es ist gar nicht so einfach, mich unter diesen Umständen nicht verrückt zu machen.

Meine Neurologin hat mir empfohlen, zunächst erst einmal neue MRT-Bilder machen zu lassen. Die letzte große Untersuchung ist ein Dreivierteljahr her, und in der Schwangerschaft und Stillzeit werden ungern MRTs gemacht, da das Kontrastmittel in die Plazenta und in die Muttermilch geht. Danach könne ich das Medikament absetzen und schwanger werden. Sollte es nicht so schnell klappen, würde sie regelmäßige MRTs empfehlen, um neue Läsionen und somit eine Krankheitsaktivität sofort entdecken zu können. Das hört sich für mich und Paul nach einem sehr guten Plan an. Allerdings werden wir direkt wieder auf den Boden der Tatsachen zurückgeholt, als ich Termine für eben diese MRTs vereinbaren möchte.

»Ich kann Ihnen aber erst wieder Termine in vier Monaten anbieten, Frau Hubinger«, bekomme ich von der Sekretärin erklärt. »Unser großes MRT-Gerät wird ausgetauscht. Deswegen haben wir nur wenig Kapazitäten.«

So hatte ich mir das nicht vorgestellt. Noch mindestens vier Monate warten? Danach brauche ich noch einen Termin für das Arztgespräch. Da können gut und gern auch noch einmal ein paar Wochen ins Land gehen. Und schwuppdiwupp sind weitere sechs Monate vergangen. So lange wollte ich eigentlich nicht noch warten, um einen weiteren Versuch zu starten. Denn wenn es dann nicht auf Anhieb mit einer Schwangerschaft klappt, verstreichen weitere Monate. Wie ich es hasse, von Krankenhäusern abhängig zu sein! Dort herrscht ein eigener Ablauf, der leider so oft keine Rücksicht nimmt auf Patienten und ihre Geschichten. Ich weiß, dass das an vielen Stellen nicht geht, weil unser Gesundheitssystem ein anderes Verhalten einfach nicht zulässt. Aber für mich ist dieses System oft einfach nur scheiße. Es nimmt keine Rücksicht auf mich als berufstätige Mama, wenn ich Termine vereinbaren möchte, die ich ohne Probleme organisieren kann. Und es nimmt auch in diesem Fall keine Rücksicht. Also vereinbare ich erst einmal die Termine in vier Monaten. *Egal,* denke ich. Dann habe ich die schon mal. Wer weiß, wie sich alles entwickeln wird.

»Was denkst du darüber?«, fragt mich Paul.

»Weißt du, ich denke, dass wir es dann einfach versuchen sollten. Ich will nicht noch vier, sechs oder mehr Monate warten. Wenn ich bis zu den MRTs schwanger bin, ist es eben so. Und wenn nicht, dann werde ich sie einfach machen. Für mich würden auch die Ergebnisse der MRTs nichts ändern. Ich würde dieses Kind trotzdem wollen, auch wenn neue Läsionen dazugekommen sind«, antworte ich.

»Gut, für mich würden sie auch nichts ändern. Wichtig ist einfach nur, dass wir uns hinterher, wenn die nächsten MRTs gemacht werden und dort vielleicht neue Läsionen zu sehen sind, keine Vorwürfe machen. Wie geht es dir denn eigentlich zurzeit?«

Wie geht es mir eigentlich zurzeit? Das ist eine gute Frage. Seit zwei Wochen beschäftige ich mich ausschließlich mit meiner MS. Und das tut mir, wie immer, nicht gut. Ich spüre die Symptome wieder stärker. Zwischendurch so stark, dass ich mich natürlich frage, ob das vielleicht ein neuer Schub ist? Aber dann werden sie wieder schwächer, und ich schiebe die Gedanken auf die Seite. Wenn ich jedes Mal, wenn sich irgendetwas an meinem Körper anders anfühlt, zu meiner Neurologin rennen würde, wäre ich sehr häufig dort. Das ist insgesamt eine schwierige Situation, aber ich beschließe dann meist, mich auszuruhen und möglichst zu entspannen. Meist werden die Symptome dann direkt wieder schwächer. Auch meine beiden Schnecken, Emma und Anna, lenken mich sehr von ihnen ab. Ich habe kaum Zeit, mir zu große Gedanken zu machen, denn unser Alltag ist ja fest strukturiert. Ich bin schnell immer wieder im Rhythmus drin und denke gar nicht mehr an die MS.

Es hat tatsächlich direkt wieder geklappt. Der Schwangerschaftstest ist positiv. Eigentlich habe ich sofort gemerkt, dass ich nicht mehr allein bin. Ein untrügliches Ziehen im Unterbauch kündigte sich direkt an und ließ mich innehalten. Trotzdem traue ich mich nicht, mich zu freuen. Ich habe zu große Angst, dass ich mich täusche. Zum frühstmöglichen Termin kaufe ich mir einen Schwangerschaftsfrühtest und mache ihn dann auch direkt. Morgens, als die Mädchen kurz nach dem Aufwachen zu uns ins Bett gekrabbelt kommen. Und während Anna mal wieder ein riesiges Theater macht, weil sie nicht so mit ihrem Papa kuscheln kann, wie sie will, und ich ein Machtwort spreche, färbt sich der zweite Strich im Kontrollfenster ein. Ich schaute ungläubig auf den Test, und Anna schreit gleichzeitig Zeter und Mordio: »Mamaaaa, du bist soooo blöd!«

So ist neben einer riesengroßen Freude mein erster Gedanke: *Na, das kann ja heiter werden!*

EPILOG

Hier sitze ich nun und schreibe die letzten Zeilen meines »vierten Babys«. Ich bin mittlerweile mit meinem dritten Kind im vierten Monat schwanger. Gerade war wieder der *Eurovision Song Contest*. Es ist jetzt genau sechs Jahre her, seitdem ich im Krankenhaus saß und den europäischen Gesangswettbewerb geschaut habe. Damals wusste ich nicht, welches Leben mich mit der multiplen Sklerose erwarten wird. Heute weiß ich: Mein Leben hat sich komplett geändert. Es wäre wahrscheinlich nicht dasselbe geworden ohne die MS. Aber es ist gut so, wie es ist – trotz der Krankheit. Manchmal macht es mich etwas traurig, dass erst so ein Schicksalsschlag kommen musste, damit ich erkenne, welch tolles Leben ich führen kann, wenn ich nur bereit dafür bin. Und für dieses tolle Leben habe ich genau den richtigen Mann gefunden und genau die richtigen Kinder bekommen. Seit dieser Erkenntnis spiele ich kein Lotto mehr. Denn ich weiß, dass ich meinen persönlichen Hauptgewinn bereits gezogen habe.

IMPRESSUM

Julia Hubinger
Alles wie immer, nichts wie sonst
Mein fast normales Leben mit multipler Sklerose
ISBN: 978-3-95910-124-0

Eden Books
Ein Verlag der Edel Germany GmbH

www.edenbooks.de | www.facebook.com/EdenBooksBerlin | www.edel.com
1. Auflage 2017

Einige der Personen im Text sind aus Gründen des Persönlichkeitsschutzes anonymisiert.

Projektkoordination: Svenja Monert und Kathrin Riechers
Lektorat: Susanne Röltgen
Umschlaggestaltung: Katja Vogt
Umschlagfoto: Katrin Schander, www.katrinschander.de
Layout und Satz: Datagrafix GmbH, Berlin
Druck und Bindung: optimal media GmbH, Glienholzweg 7, 17207 Röbel/ Müritz

Das FSC®-zertifizierte Papier *Holmen Book Cream* für dieses Buch lieferte Holmen Paper, Hallstavik, Schweden.

Printed in Germany

Dieses Buch ist auch als E-Book erhältlich.

Um die kulturelle Vielfalt zu erhalten, gibt es in Deutschland und in Österreich die gesetzliche Buchpreisbindung. Für Sie, liebe Leserin und lieber Leser, bedeutet das, dass Ihr verlagsneues Buch jeweils überall dasselbe kostet, egal, ob Sie Ihre Bücher gern im Internet, in einer großen Buchhandlung oder beim kleinen Buchhändler um die Ecke kaufen.